常见疾病知识普及系列丛书

走出痛风

认识和防治误区

杨玺　编著

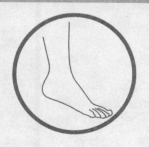

西安交通大学出版社
XI'AN JIAOTONG UNIVERSITY PRESS

内容提要

本书以科普读物的形式就如何从认识、预防和治疗痛风的种种误区中走出来等内容向读者做了详尽的阐述。其内容新颖、系统、详细、实用,适合于广大普通民众,尤其是痛风患者的阅读。同时,对于临床医疗工作者也具有一定的参考价值。

图书在版编目(CIP)数据

走出痛风认识和防治误区/杨玺编著. —西安:西安交通大学出版社,2015.12
ISBN 978 - 7 - 5605 - 8167 - 5

Ⅰ.①走… Ⅱ.①杨… Ⅲ.①痛风-防治 Ⅳ.①R589.7

中国版本图书馆 CIP 数据核字(2015)第 299893 号

书　　名	走出痛风认识和防治误区
编　　著	杨　玺
责任编辑	王银存　杨　花
出版发行	西安交通大学出版社
	(西安市兴庆南路 10 号　邮政编码 710049)
网　　址	http://www.xjtupress.com
电　　话	(029)82668357　82667874(发行中心)
	(029)82668315(总编办)
传　　真	(029)82668280
印　　刷	西安明瑞印务有限公司
开　　本	880mm×1230mm　1/32　**印张** 4.625　**字数** 112 千字
版次印次	2016 年 1 月第 1 版　　2016 年 1 月第 1 次印刷
书　　号	ISBN 978 - 7 - 5605 - 8167 - 5/R·1093
定　　价	18.50 元

读者购书、书店填货、如发现印装质量问题,请与本社发行中心联系、调换。
订购热线:(029)82665248 (029)82665249
投稿热线:(029)82668803
读者信箱:med_xjup@163.com

前　言

　　痛风近几年发病率日益上升,在我国东南沿海地区已成为常见多发病。目前我国高尿酸血症患者人数达 1.2 亿,其中痛风患者超过 8000 万人,而且正以每年 10% 的增长率迅速增加。痛风已经成为我国次于糖尿病的第二大代谢类疾病,肆意吞噬着人们的健康。痛风发病主要是由于生活水平的提高和饮食结构的改变,海鲜、鱼类、动物内脏,特别是心、脑、肝、肾等高嘌呤食物摄入过多,导致人体内血尿酸浓度长期超高造成的。

　　虽然痛风可防可治。但到目前为止,痛风尚无根治的方法,因此,每个痛风患者都应长期不懈地坚持自我保健与合理治疗。治疗痛风的总体原则是:合理的饮食控制;充足的水分摄入;规律的生活制度;适当的体育活动;有效的药物治疗;定期的健康检查。然而,有些痛风患者却有意无意地走入了认识和防治该疾病的误区。痛风认识和防治误区犹如雷区,不能踏入、已经踏入者,要争取及早返回,返回就可看到前面充满希望的阳光。所以,痛风治疗关键是到正规医院得到正确的治疗和指导,切忌有病乱投医,方能达到最好的防治效果,并可避免患者的劳民伤财。

　　随着我国实现小康社会步伐的加快,人们越来越关注健康和生活质量。为了能满足广大读者渴望正确防治慢性病的需求,笔者精心编著了这本《走出痛风认识和防治误区》一书,阅读该书可帮助大家走出对痛风认识和治疗中的误区,希望它能够成为广大群众,尤其是痛风患者的益友。需要特别指出的是,书中小标题所述的均为误解或误区所在,读者必须认真阅读标题后的相关内容,才能正确地理解和把握其原意。拨正航道,驰出误区。

本书的内容深入浅出、通俗易懂、以防为主、防治结合、重点突出。在写作方面力求集科学性、知识性、趣味性、实用性于一体。然而，由于笔者水平所限，缺点、错误在所难免，敬请读者不吝指正。

杨　玺

2015 年 6 月

目 录

痛风认识误区

痛风预防误区

痛风药物使用误区

痛风运动误区

痛风中医治疗误区

痛风认识误区

误区 1. 不清楚尿酸、高尿酸血症和痛风的概念

· 尿酸

尿酸是主要由细胞代谢分解的核酸和其他嘌呤类化合物以及食物中的嘌呤经酶的作用分解而来,是嘌呤代谢的终产物。尿酸是人体含氮的代谢废弃物,与尿素氮、肌酐一起从肾脏排出。人体尿酸的来源分为内源性和外源性,其中 80% 来源于体内核苷酸或核蛋白的分解,来源于富含嘌呤或核酸蛋白的食物仅占 20%。尿酸是无生理功能的代谢废物,人体内 2/3 的尿酸经尿排泄,1/3 由肠道排出,或在肠道内被细菌分解。

正常情况下,血中尿酸含量的正常值,男性是 $150\sim420\mu mol/L$ ($2.5\sim7.0mg/dL$),女性是 $90\sim360\mu mol/L$ ($1.5\sim6.0\ mg/dL$)。

· 高尿酸血症

高尿酸血症是嘌呤代谢障碍引起的代谢性疾病。尿酸生成过多或肾脏排泄能力降低,都会导致血清尿酸明显升高。长期进食富含嘌呤的食物,如海鲜、动物内脏及肉汤类等,体内合成尿酸就会增多,如果超出肾脏的排泄能力,就会造成血尿酸升高;如果肾功能不好,肾脏排尿酸能力下降,也会造成血尿酸升高。一般认为,男性血尿酸值超过 $420\mu mol/L$ 以上,女性超过 $357\mu mol/L$ 以上时,称为相对性高尿酸血症。高尿酸血症的发生主要可分为以下三种类型:生成过多型、排泄减少型和混合型(如长期酗酒)。

血尿酸浓度在 $360\sim420\mu mol/L$ ($6.0\sim7.0\ mg/dL$)时,痛风的发作机率较小,只有 1.8%;$420\sim480\mu mol/L$ ($7.0\sim8.0\ mg/dL$)时,发作机率有 11.8%;$480\sim540\mu mol/L$ ($8.0\sim9.0\ mg/dL$)时,发

作机率上升为36％；大于540μmol/L（9.0 mg/dL）时，几乎100％发生痛风。

· 痛风

痛风是体内嘌呤代谢障碍致其代谢产物——尿酸在血清中含量增高所引起的一种代谢性疾病。痛风发病有明显的异质性，除高尿酸血症外可表现为急性关节炎、痛风石、慢性关节炎、关节畸形、慢性间质性肾炎和尿酸性尿路结石。

如果人体摄入含嘌呤物质过多，或者嘌呤代谢发生紊乱，或者尿酸排泄减少，血清及体液中的尿酸都会异常升高，出现高尿酸血症。尿酸若不及时排出，进一步积聚会形成结晶。这些结晶沉积于关节及其周围组织、皮下组织、肾脏组织等，从而引起痛风性关节炎、痛风石、痛风性肾病等。

痛风分为原发性痛风和继发性痛风两大类。原发性痛风除少数由于遗传原因导致体内某些酶缺陷外，大都病因未明，并常伴有肥胖、血脂异常、高血压、冠心病、动脉硬化、糖尿病及甲状腺功能亢进等。继发性痛风是继发于白血病、淋巴瘤、多发性骨髓瘤、溶血性贫血、真性红细胞增多症、恶性肿瘤、慢性肾功能不全、某些先天性代谢紊乱性疾病如糖原累积病Ⅰ型等。

误区 2. 高尿酸血症不是痛风的罪魁祸首

高尿酸血症是痛风的重要生化标志。人类血尿酸水平像血压和血糖一样，随着年龄增加有升高倾向，该水平的变化代表复杂多基因遗传。古代已发现痛风有明显的家族发病倾向，且有家族史者病情往往较重。但在家系中，痛风的出现是不规则的。原发性痛风患者中，10％～25％有痛风阳性家族史，从痛风患者近亲中发现15％～20％有高尿酸血症。一般认为原发性痛风是常染色体显性遗传，但高尿酸血症的遗传变异性很大，可能是多基因的和多因素的，受生活方式、饮食习惯、年龄、性别、体重、种族及肾功能等因素的影响。可认为高尿酸血症取决于遗传、生活习惯和环境因素的相互作用。

在痛风前期即高尿酸血症期,除了血尿酸含量偏高之外,身体往往没有什么不良感觉,因此很多痛风患者不予重视。其实此时痛苦已经在"静悄悄"地制造着,可能随着血尿酸值的升高而猛烈暴发,耽误最佳治疗时间。

误区 3. 高尿酸血症必然会发展为痛风

这是不一定的。很多人在体检时查出血尿酸含量偏高,也就是高尿酸血症,就觉得自己一定得了痛风。其实通常高尿酸血症患者中只10%会发展为痛风。此外也有个别的痛风患者验尿酸的结果并不高。

血尿酸值与痛风的发病率确实密切相关,但临床上仅有部分高尿酸血症患者发展为痛风,确切原因不详,可能和尿酸浓度过高或体内的酸性环境有关。有人对约 2000 名健康白种人进行了超过 5 年的追踪调查研究,结果表明:每年痛风的发病率,血尿酸小于 $420\mu mol/L$ 者占 0.1%,$420 \sim 534\mu mol/L$ 者占 0.5%,大于 $540\mu mol/L$ 者占 4.9%,5 年累积痛风发病率为 22%。

同样,治疗痛风的时候,高尿酸血症的患者常会急切想要降低血液中的尿酸水平,其实这种想法也不对,尿酸水平的骤然降低有时反而会加剧痛风的发作。这是因为血尿酸突然降低会导致已经沉积在关节及其周围组织的不溶性尿酸盐结晶脱落下来,引发痛风性关节炎,这种情况也叫做转移性关节炎。因此,在治疗初期一般使用小剂量的降尿酸药物,逐渐增加到足量。

误区 4. 高尿酸血症与痛风没有区别

首先必须明确几个基本概念:①高尿酸血症不等同于痛风。②高尿酸血症者出现关节酸痛,不一定就是痛风发作。③有关节痛,但血尿酸不高,并不表示关节肿痛不是痛风造成的。

高尿酸血症是指血中尿酸超过正常范围的一种状态。很多原因都可以引起血中尿酸盐含量升高,而痛风则是最常见的原因之一。

痛风是指在长期高尿酸血症的情况下,导致人体器官和组织发生病变。主要导致痛风性关节炎、痛风性肾脏病变、痛风性肾结石、痛风性心脏病、痛风性高血压病等严重并发症。高尿酸血症也可以说是痛风的前奏,但并不一定都能演变为痛风,而痛风患者均有高尿酸血症。只有出现痛风关节炎的发作时,才称之为痛风,而从未有过关节炎发作者,称为高尿酸血症。

误区 5. 不清楚痛风的症状

识别痛风很简单:就是一个字,痛!痛得你无法忍受,如同刀割。这个病痛得很有特点:发作之前没有什么征兆,一旦痛起来却又非常厉害,可以说是关节炎症中最痛的一种。很多人会在半夜痛醒,感觉就像刀割一样,周围若有风,痛得就更厉害了,稍微活动关节,就痛得难以忍受。再看痛的地方,关节明显肿胀、充血,皮肤变红、发烫。此外,有的人还觉得发麻,有针刺感、灼热感、跳动感等。

误区 6. 痛风无法自己判断

遇到下列情况时应考虑痛风的可能性:①反复发作的关节红、肿、热、痛,典型部位为足跖趾关节,其他包括踝、膝、腕、肘和掌指关节等。早期发作未经治疗可自行缓解,间隙期无症状。②秋水仙碱对治疗关节炎有特效。③有明确的痛风家族史。④中、老年男性,超重或肥胖者,有高嘌呤饮食史。⑤血尿酸水平高于正常。⑥关节周围皮下或耳郭处发现有结节者,穿刺发现有乳白色牙膏样液体流出。⑦有痛风相关性疾病,如肥胖、高血压、冠心病、动脉硬化、血脂异常和糖尿病等。⑧有原因不明的泌尿系统结石,尤其是多发性肾结石或双侧广泛的肾结石。

误区 7. 痛风没有早期征象

痛风是由于尿酸在人体血液中浓度过高,在软组织如关节膜或肌腱里形成针状结晶,导致身体免疫系统过度反应(敏感)而造成痛苦的炎症。部分患者在痛风发作前并无其他症状,仅有血尿酸增高,医学上称为高尿酸血症。痛风初期,症状表现为下肢单关节红、肿、热、痛并有活动障碍,多累及拇趾(占90%),有时也表现在跖、踝、膝、指、腕和肘关节,常伴有畏寒、发热、白细胞增高和血沉增快等全身表现。一般发作部位为大拇趾关节、踝关节、膝关节等,一般多在子夜发作,可使人从睡眠中惊醒。如果脚趾关节经常红、肿、痛,而且固定在一个关节上,这时就应想到可能是痛风要发作,应到医院去检查一下血尿酸或做痛风结节活组织病理检查。

误区 8. 痛风"来去如风",可不治而愈

虽然痛风痛起来如山倒,但就算不治疗,一般也会在数天或数周内自动消失,"来去如风"。但是,这绝不是说痛风能不治而愈。一次痛过之后,关节只是炎症消除了,看上去和正常人一样。但实际上,尿酸的结晶并没有消失。几次急性发作以后,结晶不断沉积,慢慢地形成了结石一样的"痛风石"。它会破坏周围的软组织和骨质,造成关节的永久性畸形。

痛风一开始的时候表现为急性关节炎发作,其实这是一种慢性终身性疾病,病程可长达数十年。关键要抓住早期治疗的时机,否则,一些不可逆转的破坏已经造成,甚至连症状的发展都会很难控制。痛风患者即使感觉如正常人一样,也只是间歇期,放松不得。因此对于痛风的治疗也是一项终身性的治疗。

误区 9. 痛风发作时血尿酸一定会高

据统计,痛风在急性关节炎发作时,约有 30％的人血尿酸值是在正常范围之内,但只要继续追踪检查尿酸值,则发现大多会高起来。反过来,血中尿酸过高的人,有关节疼痛也不一定就是痛风,应请医师诊治,以免误诊耽误治疗。此外尿酸在体内是一种动态平衡,每天尿酸值可能不同,应多测量几次,以判定是否真正尿酸过高。

为什么痛风发作时血尿酸不升高呢?

(1)摄入嘌呤量突然减少:痛风急性关节炎发作时关节肿痛非常剧烈,患者常辗转呻吟,食眠不能,可达数日。正常情况下,人体内合成尿酸的嘌呤 20％来自饮食中,所以患者摄入嘌呤突然减少,必然使体内尿酸合成降低,所以血尿酸水平下降。

(2)患者关节的剧烈肿痛,反射性地使脑垂体大量产生促肾上腺皮质激素,血液中高浓度的促肾上腺皮质激素进一步激发肾上腺分泌过量的肾上腺皮质激素,该物质一方面可抑制关节炎症,另一方面又促使肾脏大量排出尿酸,从而使血尿酸水平迅速下降。此时多是患者的就诊时间,若正好这时查血尿酸,误诊就多。

(3)应用降尿酸药物:不少痛风患者用降尿酸药物,采用与规范治疗相反的方法,即关节炎发作间歇期不用药物预防,待痛风急性发作时,为了迅速控制尿酸的浓度,加量或同时应用多种降尿酸药物,这样用药后再测试,血尿酸多数能降至正常。这样用药的后果是血尿酸大幅度下降,而关节内尿酸浓度很高,由于二者尿酸浓度差异过大,尿酸快速转移刺激关节的滑膜,形成新的转移性关节炎或使原关节炎病程延长。

(4)碱性药物的影响:患者为了碱化尿液,防止肾病的发生,常在急性关节炎时用些碳酸氢钠、枸橼酸钾、碱性合剂等碱性药物,这些药不但提升尿液的 pH 值,还能起到一定的排尿酸、降低血尿酸作用。

（5）促排便药的作用：秋水仙碱治疗关节炎主要是抑制阻断关节滑膜的炎性反应过程，使关节炎在数小时得到控制，它并不属于降尿酸类药物，但医生发现它确有一定的降尿酸作用，这可能是通过它的毒性反应起作用的。秋水仙碱的最常见的毒性作用是消化道反应，腹泻、腹痛、恶心呕吐等，尤其是腹泻，几乎所有足量用该药的患者都有此反应，有的患者在用药后一日腹泻数次，甚至10多次。实验证明：正常人每日有 $1/4 \sim 1/3$（约200mg）的尿酸由肠道分泌排泄至体外。腹泻的患者，从大便中排泄尿酸的量可增加数倍，故用秋水仙碱的人测血尿酸也可不升高。

因此患者去医院就诊时，千万不要因尿酸正常轻易否定痛风的诊断。

误区 10. 血尿酸越高越易发痛风性关节炎

不管是急性痛风性关节炎，还是慢性痛风性关节炎急性发作，临床表现是非常相似的。关节症状和全身症状的轻重有显著的个体差异，大多数情况下，血尿酸越高越容易引起痛风性关节炎的发作，发热、周身疼痛等全身症状也较明显，病情也越重。个别血尿酸特别高，尚可引起急性肾衰竭，甚至造成死亡。当然也有例外，如有的患者关节炎发作较重，但血尿酸仅轻度升高甚至正常；有的患者关节炎发作并不十分严重，但血尿酸却明显升高，这是因为个体差异所致。

误区 11. 不了解痛风的易患人群

引起痛风性关节炎发作的"罪魁祸首"依次是疲劳过度、饮食不调、饮酒过量、受凉感冒、关节外伤、过度运动。肥胖的人比瘦的人易患痛风；营养过剩的人比营养一般的人易患痛风；年纪大的人比年轻的人易患痛风；男人比女人易患痛风；爱吃肉的人比食素的人易患痛风。痛风还是种遗传代谢性疾病，具有遗传倾向，因此对于家族中有痛风的人,应注意有患痛风的可能。

所以,以下几类人要定期体检,密切关注血尿酸浓度:60 岁以上的老人;肥胖的中年男性及绝经期后的女性;高血压、动脉硬化、冠心病、脑血管病患者;糖尿病(主要是 2 型糖尿病)患者;原因未定的关节炎患者,尤其是中年以上的患者;肾结石,尤其是多发性肾结石及双侧肾结石患者;有痛风家族史的成员;长期嗜食肉类,并有饮酒习惯的中年人。当怀疑患有痛风性关节炎时,应该进一步作骨关节 X 线检查以确诊。

误区 12. 痛风不会遗传

早在我国古代,医务人员就发现痛风的家族群集现象,并发现双亲有高尿酸血症或痛风者,比单亲有高尿酸血症或痛风者病情重,且可儿童期发病。近代研究发现,原发性痛风基本属于遗传性疾病,据统计,约 10%～25% 的痛风患者有阳性家族史;父母或祖父母患痛风的后代中,痛风发病占 50%～60%,如果父母一方患了痛风,子女 40%～50% 会患痛风;若父母双方均患痛风,则子女患痛风高达 75%,而普通人中痛风的发病率仅为 0.3%。痛风患者的近亲中,有 10%～25% 有高尿酸血症。因此,直系亲属有高尿酸血症的人应更加注意饮食,定期体检,监测血尿酸情况。

痛风遗传缺陷本质和其他遗传性疾病一样,主要是基因突变。由于控制尿酸生成的一些酶的基因发生了突变,从而导致尿酸生成增多。目前,除极少数嘌呤代谢酶类缺陷所导致的痛风,已经确定是连锁性隐性遗传和家族青少年高尿酸性肾病是常染色体隐性遗传外,绝大多数原发性痛风的遗传方式还不肯定。

误区 13. 儿童容易患痛风

儿童不容易患原发性痛风。这是因为新生儿出生后 24 小时内尿酸水平开始上升,约 3 天后达到稳定水平,一直持续至青春期。青春期后血中尿酸值增加较快,然后维持高峰状态。中年以后血尿酸值逐渐增高,此后易患痛风,所以儿童患痛风很少见。但是有一些疾病,如肾功能异常、白血病化疗后、先天性代谢紊乱疾病等,可引起继发性痛风,对于患了这些疾病的儿童应预防痛风的发生。

误区 14. 只有中年男性才患痛风

临床上高尿酸血症确实具有明显的年龄特征,以 40 岁以上的男性多见,女性发病年龄较男性晚,通常要到绝经期。但近 20 年来,由于人们生活水平普遍提高,营养过剩,运动减少,高尿酸血症的初发年龄平均下降了 6.3 岁,不足 40 岁初次发病者增加了 26.3%,有明显年轻化的趋势。研究表明,常见的过量饮酒、大量食用可导致体内产生过多尿酸的动物内脏等不良饮食习惯、肥胖等因素,都可诱发高尿酸血症,而受寒、劳累、饮酒、高蛋白高嘌呤饮食以及外伤、手术、感染等均可诱发痛风发作。因此,不管年轻年老,注意饮食是预防高尿酸血症的基础。所以,不能仅仅考虑到自己还年轻,就掉以轻心,狂吃海饮,不注重控制饮食,使自己日益靠近痛风的高发区。

误区 15. 女性与男性痛风发病概率相同

有关痛风资料显示,女性仅占痛风患者的 5% 左右,而且绝大部分集中在绝经以后。据分析,主要与以下因素有关。

(1)血尿酸。正常情况下,女性血尿酸平均水平低于男性约 $60\mu mol/L$。国内有资料证明,正常人群血尿酸含量为 $148.8\sim416.5\mu mol/L$($2.5\sim7.0mg/dL$),男性平均为 $267.5\mu mol/L$($4.5mg/dL$),女性平均为 $208.3\mu mol/L$($3.5mg/dL$)。也就是说在正常人中,女性血尿酸水平要比男性低近 30%。事实证明,痛风急性关节炎发作的血尿酸水平必须高于 $476\mu mol/L$($8.0mg/dL$),男性发病只需升高 43%，而女性要升高 56.5% 才能发病。同样高的血尿酸，可致男性发病，而女性可能不会发病。

（2）肾上腺糖皮质激素。妊娠期，尤其在妊娠早期，肾上腺糖皮质激素生成增加能抑制或阻断痛风。所以，妊娠期痛风发病率相对较低。

（3）雌激素。月经期血尿酸水平明显低于非月经期，这与月经期雌激素分泌较多有关。正常女性每月来月经一次，经期持续约 5～7 天，血尿酸还未升至发作水平，下次月经又至，这样月复一月，年复一年，血尿酸始终处在较低水平，痛风自然不会发病。

（4）饮食结构。相对男性而言，女性参与酗酒、暴饮暴食者比男性少得多。长期进食高嘌呤食品是高尿酸血症和痛风发病的重要原因，女性摄入富含嘌呤饮食少，食源性尿酸生成少，也是痛风发病率低的因素之一。

误区 16. 痛风与社会地位、生活习惯无关

痛风还与高的社会地位、事业成就和知识程度有关系，如过度劳累、过度紧张、体力活动减少等均可影响血中尿酸水平。此外无论在世界流行病学调查中，还是在临床分析研究中，均证明高尿酸血症和痛风的发病与血脂异常、高血压病、心脑血管病及糖尿病等疾病有密切关系，而这些疾病的导致均与环境因素，尤其与生活习惯有密切关系。

误区 17. 药物不会引起血尿酸升高

有人认为，药物一般不会引起血尿酸升高，其实不然，服用以下药物会引起血尿酸升高。

（1）利尿药：高血压患者长期服用含噻嗪类利尿药（氢氯噻嗪）降压时，可损害肾功能，降低肾脏排尿酸的能力，引起尿酸的升高，从而

引起或诱发痛风。

（2）抗结核药：结核病患者久用吡嗪酰胺和乙胺丁醇而不合用利福平时，多数患者血尿酸升高，也常常诱发痛风。吡嗪酰胺和乙胺丁醇都会抑制尿酸的排出而升高血尿酸，但利福平对吡嗪酰胺引起的关节痛有较好的疗效，可能与利福平抑制尿酸的吸收、加速尿酸的排泄有关。

（3）阿司匹林：阿司匹林对尿酸代谢具有双重作用。大剂量阿司匹林（＞3g/d）可明显抑制肾小管对尿酸的重吸收，使尿酸排泄增多；中等剂量阿司匹林（1～2g/d）则以抑制肾小管排泄尿酸为主；虽然小剂量阿司匹林（＜0.5g/d）对尿酸作用的研究不多，但临床已经发现75～325mg/d用量的阿司匹林能损害老年人肾功能和尿酸清除能力，而小剂量阿司匹林已被心脑血管患者广泛应用，特别是老年人。因此，应该警惕剂量改变对老年人所造成的损害。痛风急性发作时，应避免应用阿司匹林。

（4）部分血管扩张剂：β受体阻滞剂如美托洛尔，钙离子拮抗剂如硝苯地平、氨氯地平等，都可使肾血流减少，尿酸排泄减少。

（5）免疫抑制剂：典型的药物是环孢素，环孢素会减少尿酸的排出。一些风湿免疫科的患者，以及接受器官移植且服用环孢素的患者也是痛风的高危人群，尤其肾功能不全的换心或换肾的患者更不容易控制尿酸。

（6）部分抗生素：喹诺酮类（如氧氟沙星、加替沙星等）、青霉素等抗生素大多由肾脏排泄，但其排出多就会影响尿酸的排出，使体内尿酸水平升高，增加痛风的危险。

（7）调脂药：烟酸是调脂药中常用的药物，它虽然具有良好的调脂作用，但它兼有明显的升高血尿酸的不良反应。

此外，痛风患者还应禁用肝精、维生素 B_{12} 和磺胺类药物。使用泼尼松类药物突然停药，可诱发痛风急性发作，停药前注意逐渐减量。以上药物，痛风患者能不用者尽量不用，用其他药物代替。必须应用时，时间较久，应按医嘱或药物说明书定期检查血尿酸浓度，及时调整用法、剂量或更换。

误区 18. 不清楚痛风性关节炎的表现

典型的首次发作的痛风性关节炎多为单关节炎,以第一跖趾及拇趾关节为多见,其次为踝、膝、肘、腕、手及足部其他关节。急性期多起急骤,常在夜间突发,可因疼痛而醒并且彻夜不能入睡。病情反复发作,则可发展为多关节炎,或游走性关节炎。受累关节红、肿、热、痛,活动受限,大关节受累时常有渗液。可伴有发热、寒战、疲倦、厌食、头痛等症状。一般历时1~2周症状缓解。局部皮肤红肿转为棕红色而逐渐恢复正常,有时可出现脱屑和瘙痒。慢性期尿酸钠在关节内沉着逐渐增多,发作逐渐频繁,间歇期缩短,受累关节增多,疼痛加剧,炎症不能完全消退,出现痛风石。痛风石以关节和肾脏较多见,外耳的耳郭、跖趾、指间和掌指关节等处也会出现痛风石,随着痛风石的不断沉积增多,导致关节肥大、畸形、僵硬、活动受限。

误区 19. 脚趾及趾关节不是痛风性关节炎好发的关节

痛风性关节炎主要侵犯手、脚、踝、腕等人体末端的小关节,而躯干部位的关节较少发生。脚趾及趾关节是痛风性关节炎最好发的部位,其中又以脚拇趾关节最为常见,其次为跗、踝、跟、手指关节,再次为掌指关节及腕、肘、膝关节等,较大的关节如髋、肩、骶髂关节受累机会较少。这是因为这些末端的小关节具有以下几个有利于血尿酸沉积的特点:①末端小关节皮下脂肪很少,血液循环差,皮肤湿度较躯干部位低,血尿酸易于沉积。②末端小关节由于血循环较差,组织相对缺氧,局部 pH 值(即酸碱度)稍低,亦有利于尿酸沉积。躯干部的关节如髋、骶、脊柱、胸肋等关节,局部均有肌肉及较多的脂肪组织包围,温度比末端四肢的小关节高,血管也较丰富,血循环较末端关节好,局部 pH 值不低,因而尿酸不易沉积,发生痛风性关节炎及痛风石的机会就少。

误区 20. 痛风发展不存在"四步曲"

痛风是一种特别疼痛的关节炎,由于其发作和缓解如风一样来去匆匆,故名"痛风"。痛风演变要经过下面四步。

(1)无症状期:仅表现为血尿酸持续或波动性增高,无其他临床症状,这个时期除非做化验,一般不易察觉。该期可持续数年至数十年;通常血尿酸越高,出现痛风的危险性越大。

(2)急性关节炎期:特点是发作突然、疼痛剧烈的关节炎,常于午夜痛醒,最初发作多侵犯单一关节,以拇趾及第一跖趾关节多见,其他容易受累的关节依次为足弓、足背、踝、跟、膝、腕、指、肘关节等,受累关节表现为红、肿、热、痛,活动受限,可有发热;通常发病前多有饱餐暴饮,受寒,劳累,饮酒,进食高蛋白、高嘌呤的食物,过度疲劳,情绪忧郁以及某些药物,感染及外伤,手术等诱发因素。初次发作常呈自限性,一般经 1~2 天或几周后自然缓解。

(3)间歇期:两次痛风发作之间的时期;首次发作之后,多数患者在一年内复发,只有少数患者长期观察而无复发。

(4)慢性期:痛风不积极防治,反复发作,间歇期逐渐缩短,疼痛逐渐加剧,严重者发作后疼痛不完全缓解,且趋向多关节受累,重者可累及肩、髋、脊柱、骶髂、胸锁、下颌等关节和肋软骨,导致关节畸形和活动受限。同时出现痛风石,以耳郭、跖趾、指间、掌指关节处多见,痛风石经皮肤破溃排出,形成溃疡,不易愈合。部分患者发展为尿酸性肾病,导致蛋白尿、高血压、血尿素氮增高,晚期发展为肾功能不全。

误区 21. 痛风和类风湿关节炎是同种疾病

由于痛风和类风湿关节炎在症状表现方面有着一些相似之处,

如关节疼痛、红肿,且随着时间的推延,痛风因屡屡发作的关节疼痛,不仅损害组织,而且骨质的关节端有侵蚀,再加上痛风石的沉积,使关节呈慢性炎症和关节畸形,很易与类风湿性关节炎相混淆。

其实,痛风与类风湿关节炎是两种完全不同的疾病。痛风是一种代谢障碍性疾病,类风湿关节炎属于弥漫性结缔组织病范畴。前者好发于男性,后者好发于女性。前者常呈急性发作,好发部位常为第一脚趾的跖趾关节,发作时局部红、肿、热、痛,疼痛难以忍受;后者呈慢性发作,好发于手的腕、掌指及近端指间关节,疼痛一般能承受。前者发作呈间歇性,缓解期可无关节症状,但长期反复发作,最终可出现关节破坏、畸形,肾脏受损者可发展到尿毒症;后者晚期可引起关节畸形、脱位。当痛风病变位于手指关节时,它与类风湿关节炎的手指关节病变相似,都可有指间关节肿大。但检查中仍可发现痛风患者肿大的手指关节呈结节分叶状,有时在皮肤表面可见白色的痛风石沉积,部分患者局部皮肤溃破后,可流出"石灰石"样的尿酸结晶。而类风湿关节炎检查时,早期可见近端指间关节呈梭形肿大,病变具有左右对称性,受累的关节数目比痛风多,有时关节周围可见类风湿结节,X摄片检查可见关节周围骨质疏松,软组织肿胀;晚期可见关节间隙狭窄,关节面虫蚀样破坏;血清中常可查见高浓度的类风湿因子。由于这两种疾病发病机理完全不同,治疗方法也各不相同:痛风是用抗嘌呤代谢、促尿酸排泄的药物,如秋水仙碱控制症状;而类风湿性关节炎是采用水杨酸类药物治疗。

误区 22. 不知晓痛风石

痛风石,又称痛风结节,是人体内因血尿酸过度升高,形成尿酸钠盐,超过其饱和度而在身体某些部位析出的白色晶体,是痛风的特征性临床表现。痛风患者除中枢神经系统外,几乎所有组织中均可形成痛风石,最常见于耳郭和手指、足趾关节,及关节附近的滑囊膜、腱鞘与软骨内。痛风石大小不一,小的如砂粒,大的可如鸡蛋。微小的痛风石可诱发痛风性关节炎,造成关节软骨和骨质破坏,周围组织纤维化,导致关节慢性肿痛、僵直和畸形,甚至骨折。有些痛风石肉眼可以看到,比如沉积在体表的、发生在耳郭和关节周围的痛风石。还有些痛风石沉积在肾脏,引起肾结石,诱发肾绞痛。痛风石逐渐增大后,其外表皮肤可能变薄溃破,形成窦道,排出白色粉笔屑样的尿酸盐结晶物,经久不愈。发生在手足肌腱附近的结石,常影响关节活动,有时需手术治疗。

误区 23. 痛风石与肾脏功能无关

痛风石好发生于肾脏,主要有以下两方面原因。

(1)血中大约75%～80%的尿酸由肾脏排出,所以尿酸易在肾脏内沉积形成肾结石。尤其是血中尿酸浓度过高超过肾脏的排泄能力时,肾脏痛风结石更容易发生。

(2)尿酸沉积与局部组织环境的酸碱度有关。当局部偏酸时,即pH值偏低时尿酸容易沉积形成结石,而肾脏是尿液形成的场所,尿液的pH值一般在5.5～6左右,呈酸性,所以易在肾脏内沉积而形成结石。

误区 24. 痛风石的发生与病程长短、发作次数无关

据统计,患痛风在2年以内的,几乎均没有痛风石发生,患痛风时间达5年的患者中,约30%发生痛风石,10年以内者为50%,20年以上者痛风石的发生率高达70%～80%,病程越长,痛风石越多。如果痛风发作次数频繁,则痛风石更易发生。相反,如果病程虽长,但痛风发作的间歇期长达几年甚至十几年,则不易发生痛风石。

误区 25. 若无痛感,体积小的痛风石存在无所谓

虽然痛风石大部分时间不会引起疼痛,但它对关节的破坏是持续进行的。痛风石的危害是彻底性的,它会在关节附近的骨髓中侵入骨质,进而影响骨髓功能,造成骨髓畸形,或使骨质遭受损毁,以致影响日常生活。如足趾上尿酸结晶的不断沉积,则容易形成巨大的痛风石,造成不能穿鞋、行走困难等后果。

误区 26. 对痛风危害的认识不足

痛风患者往往对疾病的危害认识不足,尤其是初发的患者,往往在发作期间服用一点止痛药[如秋水仙碱、吲哚美辛(消炎痛)、扶他灵等]或是代谢性药物[如别嘌呤醇、苯溴马隆(痛风利仙)、丙磺舒等],发作期过后,大多数患者对饮食也不加节制,更谈不上日常的保健,这是非常错误的。殊不知,导致痛风的原因没有消除,血尿酸值没有恢复正常,痛风就谈不上被治愈。并且,痛风频繁发作,致肿痛周而复始,尿酸逐渐沉积,复发期缩短,且尿酸盐及常服西药带来的不良反应对肾脏双重损害极易引起肾功能不全、肾衰竭、尿毒症、血脂异常、高血压、糖尿病等,从而危及生命。因此,对痛风的危害,患者应有足够的认识,万万不可掉以轻心。

误区 27. 痛风与代谢综合征无关

代谢综合征医学上又叫"胰岛素抵抗综合征""X综合征",包括一组导致动脉硬化的症候群:中心性肥胖、糖耐量低减或2型糖尿病、高胰岛素血症或胰岛素抵抗、血脂紊乱、高血压病、高尿酸血症、高黏状态、高凝状态、脂肪肝、骨质疏松以及过早动脉硬化、冠心病、内皮细胞功能障碍等。有人通俗地将代谢综合征称为"六高一脂",

即高血压、血脂异常、高血糖、高血尿酸症、高胰岛素血症、高体重(肥胖)和脂肪肝。

痛风常与肥胖、高血压、血脂异常、动脉硬化、冠心病等代谢综合征聚集发生。

• 肥胖

早在 20 世纪 70 年代就有人发现体重与血清尿酸有关,认为肥胖会降低体内尿酸的清除率并增加其产生;体重指数(BMI)的增加也与血尿酸升高呈一定的相关关系。国内报道,痛风合并肥胖者占 51%。有报道称,35 岁时的体重指数与痛风的发病呈明显的剂量—反应关系,较瘦的男性的累积发病率较低,而肥胖男性较高。

肥胖引起高尿酸血症可能与体内内分泌系统紊乱或酮生成过多而抑制尿酸排泄有关。肥胖者能量摄入增多,嘌呤代谢加速也可导致血尿酸浓度增高。有研究显示,超重或肥胖者血尿酸均值及高尿酸血症检出率均显著高于体重正常或偏低者,并且易存在糖、脂肪及蛋白质等物质代谢异常,因而防治超重与肥胖对改善体内这些物质代谢异常有益,从而能降低痛风、高血压、血脂异常及糖尿病的患病率。

• 高血压

有调查显示,近一半痛风患者同时伴有高血压。有学者认为高尿酸血症与高血压病可能有相关性,并认为高尿酸血症是高血压的一个危险因子,有高尿酸血症者易患高血压病。其原因尚不清楚,可能是痛风的反应,也可能与高胰岛素血症有关。

(1)高尿酸血症对高血压的影响:高血压患者如发生高尿酸血症,其血尿酸水平常和肾血流动力学有关,能反映高血压病引起的肾血管损害的程度,并可作为肾硬化的一个血流动力学指标。病程愈长,尿酸愈高,病情愈重,肾血流损害愈重。其机制尚不清楚,可能是通过尿酸钠结晶直接沉积于小动脉壁而损害动脉内膜引起动脉硬化加重高血压。

(2)高血压对高尿酸血症的影响:痛风患者如合并高血压,可影响尿酸排泄,使高尿酸血症更加明显。其机制可能是高血压本身有引起肾功能减退的趋向,进而影响肾排泄尿酸的功能。

总之,高血压病与痛风可能互为因果,互相促进,高尿酸血症与同时存在的高血压引起的不同程度的动脉粥样硬化和肾硬化共同导致肾血流的降低和恶化,从而加重了病情的发展。

· 血脂异常

血脂异常或高甘油三酯血症明显与血尿酸增高有关。有资料显示,痛风患者 75%～80% 伴有血脂异常,而血脂异常患者 60%～80% 伴有高尿酸血症。有学者认为高甘油三酯可降低肾尿酸排泄是痛风的原因之一。

许多研究表明,高尿酸血症易患并可加重动脉粥样硬化,但二者的因果关系尚未明确。痛风和血脂异常都有一定的遗传性,因此它们之间可能存在某些遗传性或获得性的共同缺陷——胰岛素抵抗及由此引起的高胰岛素血症。国外学者对痛风伴血脂异常的表现型和分子杂交研究表明,该病与基因缺陷有关。有人发现,痛风伴有血脂异常的患者比不伴有血脂异常的患者具有较高的载脂蛋白 E4 等位基因,说明载脂蛋白 E4 可能诱导痛风患者的某些易感性,使之产生血脂异常。

· 糖尿病

痛风与糖尿病两者有许多共同的影响因素,如年龄、肥胖等。有学者认为过高的血尿酸浓度可直接损害胰岛 B 细胞,从而诱发糖尿病。甚至部分痛风患者存在胰岛素抗体加重糖尿病。

糖尿病患者易产生高尿酸血症。嘌呤的分解代谢增强和尿酸的生成增加是糖尿病的特点。糖尿病患者发生高尿酸血症可分为 3型:代谢型、肾型、混合型。代谢型的特点是尿酸在体内产生增加,肾型的特点是肾的尿酸排泄降低,混合型的特点是尿酸的生成增加和排泄降低两者兼有。在高尿酸血症的形成中,肾脏的因素常具有重要意义。几乎所有高尿酸血症的糖尿病患者都具有慢性肾功能不全的特点和肾的尿酸排泄功能受损。在 1 型糖尿病高尿酸血症的发生中,肾脏受损起主要作用。2 型糖尿病高尿酸血症的发生是复合因素决定的,即肾脏功能的损害和尿酸的生成增多。

· 冠心病

与相同年龄的非痛风者相比较,痛风患者合并冠心病的发生率约为非痛风者 2 倍。例如,湖北医学院调查了 105 例 60 岁左右的高尿酸血症患者,和 207 例血尿酸正常者,发现前者冠心病的发生率为 27.61%,后者则为 14%。

痛风患者易合并冠心病的原因如下:①尿酸盐可直接沉积于动脉血管壁,损伤动脉内膜,刺激血管内皮细胞增生,诱发血脂在动脉管壁沉积而引起动脉粥样硬化,所以高尿酸血症应被视为易致动脉硬化及冠心病的危险因素之一。②其他一些并存的因素如肥胖、血脂异常、高血压、饮酒、不喜活动等,在痛风患者中十分常见,这些并存情况都是易致动脉硬化及冠心病的危险因素。

代谢综合征实际上都属于内分泌疾病,若不引起高度重视,及早干预,将会带来糖尿病、冠心病、脑卒中、痛风、肝硬化等严重后果,从而使患者生活质量下降,预期寿命缩短,病死率升高。

误区 28. 痛风不会引起肾脏损害

痛风会引起一定程度的肾脏损害。据统计,痛风患者 20%~25% 有尿酸性肾病,而经尸检证实,有肾脏病变者几乎为 100%。它包括痛风性肾病、尿路结石和急性梗阻性肾病。

(1)痛风性肾病:长期持续高尿酸血症,会使过多的尿酸盐结晶沉淀在肾脏内,造成痛风性肾病,或引起肾机能障碍。20% 的痛风患者在临床上有肾病变表现,经过数年或更长时间可先后出现肾小管和肾小球功能受损,出现夜尿、多尿、尿相对密度偏低,约 5~10 年后肾病加重,进而发展为尿毒症,约 17%~25% 死于肾功能衰竭。

(2)尿路结石:痛风尿路结石是尿路结石中的一种,这是由痛风引起的,痛风性尿路结石的临床表现,和非痛风患者尿路结石的临床表现完全一样，主要包括血尿、疼痛、排尿异常及其他表现等几方面。痛风患者的尿呈酸性，因而尿中尿酸浓度增加，较小的结石随尿排出，但常无感觉，尿沉淀物中可见细小褐色砂粒；较大的结石可梗阻输尿管而引起血尿及肾绞痛，因尿流不畅继发感染成为肾盂肾炎。巨大结石可造成肾盂肾盏变形、肾盂积水。

（3）急性梗阻性肾病：由于大量尿酸结晶广泛性梗阻肾小管，导致血尿酸和尿中尿酸明显升高。

因此，只要被查出高尿酸血症，即使平时没有任何临床表现，最好半年或一年做一次检查，如尿常规、肾功、血脂常规、血糖等，看看是否有蛋白尿或血尿，肾功能是否正常及血糖、血脂等情况，以便发现问题及时治疗。

误区 29. 痛风伴有肥胖时体重减轻得越快越好

痛风患者往往合并有肥胖，限制热量、降低体重是治疗痛风的综合措施之一。体重最好是减到低于理想体重的 $10\%\sim15\%$，但也有些患者，操之过急，减重过快，引起体内脂肪分解过快导致酮症，抑制尿酸的排出，反而诱发痛风急性发作。所以切忌减重过快，应循序渐进。

痛风患者减肥主要是控制饮食，低能量、低蛋白、低脂肪饮食为主，绝对控制高蛋白食物，尽量不吃鸡、鱼肉，如果实在是想吃，可以把鸡、鱼肉煮沸去掉汤后，很少量地吃一点。再次是要适当运动，老年痛风患者可以多一些散步或者慢跑。

误区 30. 痛风患者的血压可以骤降

痛风是一种代谢性的疾病，病程较长，因此很多的患者都合并有高血压、冠心病、脑动脉硬化以及肾功能减退。像这类的患者服用降压药是不可避免的。但是有的医生和患者对医学知识了解的不完全,为了能很快地把血压降到正常的水平,使用了大剂量的降压药。实际这类的患者不宜使血压下降过快及下降幅度过大。因为血压的骤然下降会使得肾脏的血流量减少而导致肾功能损害加重,而肾脏是尿酸排出的主要途径,在肾脏的损伤使得大量的尿酸无法排出,滞留在体内,引起血尿酸的增高或是诱发痛风的急性发作和脑血管意外。

误区 31. 痛风不会影响性功能

痛风急性期症状明显,精神、心理压力较大,往往不能进行正常的性生活。慢性痛风发展到关节畸形,会给性生活带来不便或疼痛。如并发泌尿系统结石,尿路堵塞,尿流不畅,很容易引致尿路感染,而性生活正是这种感染的诱因之一。若由此发展至肾功能不全,对性功能影响就更加明显。

（1）痛风对性功能和性欲的影响。痛风本身,或者说高尿酸血症对男子性功能不存在不良影响,痛风患者是有正常的性功能和生育能力的。但是当痛风关节炎已经发展到关节畸形的时候,多少会给性生活带来不便,比如膝关节肿痛时,采用男上位姿势性交就会有疼痛不适的感觉。

（2）性生活对痛风的影响。有痛风史的男性,如果纵欲过度,痛风发作次数频繁,病情加重的现象是非常常见的。因此在重视药物治疗、控制饮食、控制饮酒的同时还应适当节制性生活。

（3）性生活指导。痛风患者必须坚持服药,并且节制过频的性生活。有痛风史的男性,在服药治疗、控制饮食、戒酒的同时,应适当节制性生活。一般中年男性每周不宜超过 1 次。如果病情已发展至有关节畸形、肿痛,应采取女上男下位的性交姿势以保护患者疼痛的关节,避免其承受重压,否则会造成关节损伤。合并尿路结石的患者,应注意性卫生,避免尿路感染。当患者有明显的肾功能损害时则不宜进行性生活。总之,以性生活后不感到疲劳,睡眠充足为度。

误区 32. 得了痛风后一定会缩短寿命

得了痛风后如果能认真进行治疗,并加强自我保健,使血尿酸长期稳定在正常范围内,并避免痛风性关节炎的急性发作,不出现痛风石和肾脏损害,则完全可以带病延年,享受和正常人一样的寿限和生活。如果痛风患者出现下列情况,则会使寿命缩短:①长期血尿酸高于正常,并出现痛风石,尤其是多个痛风石及发生破溃,引起肾脏损害及肾功能减退。②痛风性关节炎频繁发作,关节已发生畸形及功能障碍,影响正常活动,患者长期卧床。③伴有高血压、血脂异常、动脉硬化、冠心病及糖尿病等情况。

痛风预防误区

误区 33. **痛风尚无预防的方法**

可通过以下途径预防痛风。

（1）合理安排饮食：平衡膳食，减少富含嘌呤食物的摄入；多食碱性食物，如白菜、油菜、胡萝卜与瓜类等，可促进尿液中尿酸溶解，增加尿酸排出量，防止形成尿酸性结石；低脂低盐饮食；多饮水、严格忌酒，尤其不能酗酒；注意避免暴饮暴食或饥饿，饥饿时脂肪分解增加使血酮体增高，影响肾脏尿酸排泄而致高尿酸血症，诱发痛风发作；浓茶、浓咖啡、辣椒及胡椒、芥末、生姜等辛辣调味品能使神经兴奋，也可导致痛风发作，应尽量避免。

（2）补充水分：每天要喝白开水 3000mL 左右，以增加排尿量，有利于促进尿酸排泄，并起到预防尿路结石形成的作用。在日常生活中要尽力避免过度劳累，应作息有时，劳逸结合，保证睡眠，这样就会使生命节律正常地运转，各组织和脏器发挥良好的生理功能，将体内代谢的尿酸等废物及时排出去，起到防治痛风的效果。

（3）心理预防：面对激烈的竞争，过重的心理压力，若不能及时调控和驾驭好自己的情绪，易造成心理失衡，导致神经内分泌系统发生紊乱，代谢失常，成为引发痛风的导火索。因此，一定要从百忙中脱出身来，多些兴趣和爱好，如去游山戏水、听听音乐、练练书法、欣赏花草等，消除疲劳，对防治痛风起着有益的作用。

（4）增强运动：适当运动可预防痛风发作，减少内脏脂肪，减轻胰岛素抵抗。运动一般以中等运动量为宜，50 岁左右的患者运动后以心率能达到 110～120 次/分，少量出汗为宜。每日早晚各 30 分钟，每周 3～5 次。运动种类以散步、打网球、健身运动等为宜。剧烈运动使组织耗氧量增加,无氧酵解乳酸产生增加以致组织 pH 值下降等,可诱发急性痛风发作,故应尽量避免。

(5)消除应激状态:紧张、过度疲劳、焦虑、强烈的精神创伤时易诱发痛风。在日常生活中,穿紧鞋、行走过多、关节部位的损伤、外科手术、感染等也是常见的诱发因素。

(6)定期体检:中老年人、中年男性肥胖者、绝经期后的妇女;患有高血压、动脉硬化、冠心病、脑血管病、2 型糖尿病、原因未定的关节炎、多发性肾结石及双侧肾结石患者,有痛风家族史的成员,长期爱吃肉类及经常饮酒的中年人,应定期体检,密切关注血尿酸浓度。如怀疑患有痛风性关节炎时,应该进一步做骨关节 X 线检查,确诊后及早治疗。

总之,应注意劳逸结合,保证睡眠,生活要有规律,同时注意季节变换和保暖,以消除各种不良因素。对有痛风家族史的,也不要悲观,要自身控制饮食,加强锻炼,按时体检,降低患痛风的概率。因此,合理的饮食结构、适宜体重、良好的生活方式,是预防痛风的最有效方法。

误区 34. 饮食"三多三少"不能预防痛风

血液中尿酸长期增高是痛风发生的关键原因,预防尿酸增高最有效的方法是控制饮食,饮食上注意"三多三少"非常重要。

为了预防和治疗痛风,饮食上应做到三多三少:①多饮水,少喝汤。②多吃碱性食物,少吃酸性食物。③多吃蔬菜,少吃主食。

误区 35. 只要低嘌呤饮食和限酒便可以减少痛风性关节炎的发病率

有人认为只要低嘌呤饮食和限酒便可以减少痛风性关节炎的发病率。其实,对合并有代谢综合征的痛风患者,不仅要控制酒精和嘌吟类物质的摄入，还应限制碳水化合物和蛋白质及饱和脂肪酸的摄入量。

饮食是诱发痛风发作的一个重要因素。国内的统计报道，痛风诱因依次为疲劳过度、进食高嘌呤食物、酗酒、感冒、关节外伤及过度运动等。但是，还应该关注真正与痛风发作关系密切的几个因素，如肥胖、合并其他疾病，特别是高血压、血脂异常以及小剂量阿司匹林、噻嗪类利尿剂的应用等。有数据表明，50％以上的痛风患者体重超标，约3/4合并有高血压或血脂异常。所以，单纯控制饮食是不够的，减轻体重、治疗并发症、避免使用利尿剂等尤为重要。另外，很多患者注意了限制高嘌呤食物的摄入，如海鲜、动物内脏等，但忽视了对甜食摄入量的控制。专家指出，痛风患者不注意控制甜食的摄入，体重难控制，痛风发作在所难免。

误区 36. 药物不能预防痛风发作

有的人认为，药物不能预防痛风发作。这种认识是错误的。

（1）别嘌呤醇和丙磺舒（羧苯磺胺）。别嘌呤醇和丙磺舒是痛风缓解期和慢性期的主要药物。别嘌呤醇可阻断黄嘌呤转化为尿酸，丙磺舒可促进尿酸排泄增加，两者都能改变潜在的痛风发作趋向，适用于缓解期和慢性期的控制，并可联合应用，以减小剂量，减轻不良反应。但要注意这两种药物都不能在痛风发作的3周以内使用，否则可能加重痛风发作或使已经减轻了的关节肿痛症状复发。在痛风发作后的4～8周若使用别嘌呤醇，需要与小剂量吲哚美辛或秋水仙碱联合应用，以防止引发痛风发作。

在口服别嘌呤醇和丙磺舒预防痛风发作的用药期间，必须要多喝水促进排尿，这样才能达到有效预防的目的。肝肾功能不全的患者要慎用这两种药物，必须使用时要遵医嘱减小剂量，并对肝肾功能进行定期监测。

（2）秋水仙碱。近年临床研究表明，小剂量秋水仙碱能减少无症状滑膜液中的炎性细胞数量,可减轻亚临床关节炎症,故可用于痛风发作的预防。一般是在血尿酸恢复正常水平后使用秋水仙碱,每次0.5~0.6mg,每周2次。如果效果不够满意可与小剂量别嘌呤醇联合应用。

另外,小剂量阿司匹林不可用于痛风的防治,这是因为阿司匹林干预尿酸排泄,可引起痛风发作,若用解热镇痛药可选择吲哚美辛等。

误区 37. 控制痛风无需做到"八防"

(1)防肥胖。肥胖既是痛风发病的危险因素,又是痛风发展的促进因素。肥胖者的血尿酸水平通常高于正常人。因此,肥胖者应当减肥,主要措施是控制总热量,限制脂肪摄入及坚持参加体育锻炼。一般减肥应以2~3周内减重2kg左右为宜。

(2)防血脂异常。血脂异常者血液呈高凝状态,可促进动脉粥样硬化的发生与发展,并且血脂异常者常伴肥胖和高尿酸血症,血脂异常既构成痛风的危险因素,又将增加痛风患者的心血管并发症,降低患者生活质量。因此,痛风患者要定期测定血脂。必要时服用调脂药,防止痛风发作。

(3)防高嘌呤食物。嘌呤是尿酸生成的来源,如果进食含嘌呤量大的食物极易诱发高尿酸血症,诱使痛风发作。目前已知含嘌呤量大的食物主要有肝、肾、心脏、胰脏等动物内脏,沙丁鱼、凤尾鱼、鳕鱼、马哈鱼等鱼类及其鱼卵,咸猪肉、羊腿肉、松鸡、野鸡、鸽肉等动物肉类。痛风患者要少吃或不吃上述食物。

(4)防酗酒。饮酒是痛风发作的最重要诱因之一。酒类本身可提供嘌呤原料,如啤酒内就含有大量嘌呤成分。因此,大量饮酒可致痛风发作,长期慢性饮酒可发生高尿酸血症。痛风患者最好戒酒,一时戒不掉也要注意避免大量饮酒,更忌酗酒。

(5)防剧烈运动。剧烈运动后体内乳酸产生增加,可抑制肾小管排泄尿酸而使血酸升高。剧烈运动还可致出汗过多,机体失水而使血容量、肾血流量减低而影响尿酸排泄,引起一过性高尿酸血症。所以,痛风患者不宜剧烈运动。

(6)防受寒及过度劳累。受寒及过度劳累均可使人体自主神经调节紊乱,易致体表及内脏血管收缩,包括肾血管的收缩,从而引起尿酸排泄减少。痛风患者要在寒冷季节穿暖和些,避免受寒。在日常生活中要劳逸结合,避免过分劳累和精神紧张。

(7)防肾结石的发生。痛风患者肾结石的发生率较高,主要与尿酸的排泄增加有关,即尿酸浓度越高,肾结石的发生率越高。因此,为促进尿酸排泄和预防尿结石,必须多饮水,每日饮水量在 2000mL以上。

(8)防慢性痛风性肾病发生。长期服用阿司匹林、利尿剂、青霉素、抗结核药等药物的患者应定期检测血尿酸,因为这些药物可抑制肾小管排泄尿酸。如果血尿酸长期升高,不但引起痛风发作,而且血中过饱和尿酸盐易沉积在各主要脏器而引起器质性病变,尤其是肾脏,高浓度尿酸盐在肾组织内沉积可引起痛风性肾病。因此,选择药物要谨慎,避免使用对肾脏有不良反应的药物。

误区 38. 定期监测尿酸不能预防痛风复发

有人认为,定期监测尿酸不能预防痛风复发。这种认识是错误的。

痛风是一种终身性疑难疾病,难以根治。患者除药物治疗外,还要调理饮食,限制富含嘌呤食物的摄入,并定期监测尿酸,预防痛风复发。定期监测尿酸的目的有以下几种。

(1)尿酸是嘌呤分解代谢的产物。人体内的嘌呤主要来源于体内的细胞,其次才是进食的动物性及含核蛋白丰富的食物。人体产生的尿酸主要通过肾脏排出体外,少部分从肠道排出。尿酸生成与排泄发生障碍,失去平衡,都会导致尿酸增高。因为自己无法控制体内细胞产生的尿酸,只能从外源性摄入的食物中加以控制,以减少体内尿酸的来源。因此,欲知尿酸情况,必须定期检验。

(2)尿酸只能检验,不能凭感觉。痛风发作前没有征兆,不能凭感觉估计尿酸情况。定期检验尿酸是唯一的科学依据,能早发现,早治疗。

(3)检验时间。尿酸检验结果在正常值以内,可 3 个月检验 1 次;超过正常值,在 $480\mu mol/L$ 以下时,最好 1~2 个月检验 1 次;超过 $480\mu mol/L$ 以上,最好 1 个月内检验 1~2 次。尿酸浓度有时呈波动性变化,多查几次才可靠。只要尿酸超过正常值,就应提高警惕,加强检验,以防尿酸继续升高。

(4)避免损害关节及肾脏器官。血尿酸浓度超过 $480\mu mol/L$ 时,尿酸即以尿酸盐的形式沉积在关节、肾脏等处,引起炎症反应,诱发痛风急性发作及痛风性肾病。只有检验尿酸,及时采取措施,才能减少损害。

(5)中老年人(男性居多)是痛风高发人群。中老年人随着年龄增加,体内分泌代谢机能逐渐降低,膳食搭配不合理,过多进食酸性食物如动物性蛋白等,使尿酸生成增多或排泄减少,都会导致高尿酸血症引发痛风。所以要注意检验尿酸变化情况。

(6)其他原因。由于肾脏功能减退,尿酸重吸收增加及肾小管对尿酸的分泌减少,均可使尿酸升高,必须及时检验尿酸。

误区 39. 减肥不是预防痛风的重要措施

有不少人认为,减肥不是预防痛风的重要措施。这是不正确的。

高尿酸血症常见于中老年且伴有体重指数增高及腹型肥胖者。有研究表明,肥胖的人易发生高尿酸血症和痛风,体重与高尿酸血症呈明显相关;腹型肥胖中高尿酸血症的发生率明显高于以皮下脂肪增多为主的肥胖。肥胖引起高尿酸血症可能与体内内分泌系统紊乱有关,如促肾上腺皮质激素水平下降,或酮生成过多,从而抑制尿酸排泄。

肥胖既是高尿酸血症和痛风发病的危险因素,又是高尿酸血症和痛风发展的促进因素。高尿酸血症会对人体造成很多危害,如果血尿酸水平过高,尿酸盐结晶就会沉积在组织中,沉积在关节,发生痛风性关节炎,可致关节变形;沉积在肾脏,发生痛风性肾病、尿路结石,最终可致尿毒症;沉积在胰腺,会诱发或加重糖尿病;尿酸盐结晶刺激血管壁,加重动脉粥样硬化,加重高血压、冠心病。

对于高尿酸血症和痛风,目前无根治方法,所以预防最为重要。痛风伴肥胖可影响药物效果,降低药物敏感性。因此,肥胖者应当减肥,主要措施是控制总热量,限制脂肪摄入及坚持参加体育锻炼。因脂肪等组织分解过快可引起酮体及乳酸浓度增高,抑制尿酸分泌而诱导痛风的急性发作,故减肥时也不宜操之过急,一般减肥应以 2～3 周内减重 2kg 左右为宜。饮食治疗中除脂肪摄入应控制在每日50g 左右外,还包括限制(急性期禁用)嘌呤含量高的食物(如动物内脏、水产品、浓肉汤、扁豆、干豆类等);鼓励选用碱性食物(含有较多钾、钙等元素的食物);忌暴饮暴食及酗酒;每天饮水不少于1500mL,以利于尿酸溶解排泄等;避免饮用浓茶、咖啡、可可等饮料;避免受凉、过度疲劳、精神紧张等诱发因素。

当血尿酸大于 $480～540\mu mol/L$ 时需加用药物治疗,主要是通过降尿酸药物使血尿酸保持在正常范围,具体治疗方案需要专科医生根据病情而定。

误区 40. 痛风患者无需预防糖尿病

有不少人认为,痛风患者无需预防糖尿病。这是不正确的。

痛风与 2 型糖尿病,两者存在着"共同土壤"——胰岛素抵抗。因此,临床中治疗痛风合并 2 型糖尿病,在常规降糖、合理使用尿酸排泄剂和合成抑制剂的同时,纠正并存的胰岛素抵抗也是治疗的关键。痛风合并糖尿病的治疗,也应采取综合治疗方案:饮食治疗、运动锻炼、服用降糖药物与控制尿酸相结合。

（1）合理饮食。已合并有痛风的糖尿病患者应当禁酒、限肉，以进食高蛋白食物如牛奶、鸡蛋、豆制品（肾功能未受损者）为主。并多吃含糖低的水果、蔬菜等碱性食物，同时应大量饮水。

（2）减轻体重。痛风、高尿酸血症多见于肥胖者，常合并有血脂异常、高血压、糖尿病等，有人称其为代谢综合征。通过运动和限食，使自己保持理想的体重，是控制病情发展的重要一环。

（3）避免劳累。剧烈运动或过度消耗体力会使体内产生过多乳酸，使血尿酸升高，引起痛风性关节炎发作。因此，人们在生活起居上要注意调养精神，避免过度劳累。

（4）要注意保暖，尤其是在北方地区。

总之，痛风的预防方法其实很简单，与糖尿病一样，主要依靠合理的饮食调理。而选择低嘌呤、低脂肪饮食，多饮水，坚持适当的体育锻炼，控制体重，避免肥胖，戒除烟酒则是关键的关键。萝卜、黄瓜、西红柿等蔬菜大多含嘌呤较少，而各类荤菜总体含嘌呤较高。可是也不一定，蔬菜中的菠菜、韭菜、扁豆含嘌呤就比较高，而荤食中的鸡蛋、牛奶含嘌呤就比较低。

误区 41. 痛风无需预防血脂异常

血脂异常就是血液中的总胆固醇、低密度脂蛋白、甘油三酯等脂类异常增加的状态。在痛风患者中，血脂异常的人明显增多，这表明痛风容易受到高脂饮食的影响，特别是与肥胖有着密切的关系。另外，痛风患者的有益胆固醇，即高密度脂蛋白胆固醇明显低下。因此可以指出，痛风因其脂类代谢异常而与动脉硬化密切相关。痛风患者中心绞痛、心肌梗死等局部缺血性心脏病的发病率很高，也是因为其背后隐藏着血脂异常及动脉硬化的缘故。由此可知，痛风患者如患上血脂异常，就更容易引发缺血性心脏病。所以，痛风患者必须倾注高于其他人几倍的力量预防血脂异常。

怎样预防血脂异常,尤其是高甘油三酯血症呢?总的来讲,高甘油三酯血症的原因就是热量摄取过量和运动不足。过多摄取糖类、脂肪、酒精,会增加甘油三酯,从而导致肥胖。再加上运动不足,使过剩的脂肪得不到消耗,更加促进肥胖。要预防血脂异常,就要消除饮食过量、运动不足,以及高血压、糖尿病、吸烟、应激反应等危险因素,并着手于生活习惯的改善,这也关系到痛风的预后。

为预防痛风伴血脂异常及由此引发的脑中风、缺血性心脏病等并发症,要对以下几条格外注意:①预防肥胖;②注意减盐;③不要偏食;④注意多运动;⑤充分休养;⑥适当缓解应激反应;⑦控制饮酒;⑧控制吸烟;⑨接受定期诊查。

误区 42. 痛风无需预防代谢综合征

代谢综合征与艾滋病、吸毒并列为当代三大社会问题,并且是一种可以预防、控制的社会问题。痛风患者更要预防代谢综合征。预防代谢综合征的核心是形成并保持科学的生活习惯,药物治疗只是起到辅助作用。

要想预防代谢综合征首先要改变观念,应认识到:代谢综合征是生活习惯病,是由不良的生活习惯造成的,所以预防也应从自身着手。在减肥的早期,出现饥饿感可以用含热卡极低的食品(如西红柿、黄瓜等)来满足饱腹感,坚持一段时间后,饥饿感就会逐渐消失。至于改变旧的不科学的饮食习惯,就只能靠自己的毅力与信心了。有些人认为自己工作时忙来忙去,活动量不小,下班后已经很累了,不需要再进行锻炼。实际上,工作时的活动往往是被动的,精神处于紧张状态,起不到放松身体、消耗热量的作用,更无法替代主动的健身运动。

知识窗

预防代谢综合征的"一、二、三、四、五、六、七、八"：一个信念：与肥胖决裂。二个要素：不多吃一口，不少走一步。三个不沾：不吸烟，不酗酒，不熬夜。四个检查：定期检血压、血糖、血脂、血黏度。五六个月：减肥不求速成，每月减一两千克即可，五六个月后就很见成效。七八分饱：饮食上要"总量控制、结构调整、吃序颠倒"，即每餐只吃七八分饱，以素食为主，营养均衡。进餐时先吃青菜，快饱时再吃些主食、肉类。远离西式快餐，尤其是儿童，长期吃西式快餐对身体健康、发育都会产生明显的不利影响。

误区 43. 痛风患者无法预防痛风性肾病

有人认为痛风患者无法预防痛风性肾病，这是不正确的。通过正确的方法，痛风性肾病是可以预防的。

(1)控制血尿酸生成：给予低嘌呤、低糖、低脂，优质蛋白质饮食，这样可以减轻体重，避免血脂异常，减少心脑血管疾病。同时禁烟、禁酒，多食蔬菜水果及富含维生素类食物。服用抑制尿酸合成药物，主要为别嘌呤醇，其作用机制为抑制黄嘌呤氧化酶，阻止次黄嘌呤转变为黄嘌呤，再转变为尿酸，从而减少尿酸生成。

(2)促进尿酸的排泄：在无禁忌证的情况下，大量饮水，每日液体摄入 2500mL 以上，保证尿量 2000mL 以上。这样有利于尿酸排泄，减少尿路结石。临睡前饮水可使夜尿增加有助于小结石排出和控制尿路感染。碱化尿液 pH 值维持在 6.2～6.8 为宜。主要药物有碳酸氢钠。同时使用促进尿酸排泄的药物，其主要作用机制是阻止肾小管对尿酸的重吸收，增加尿酸的排泄达到降低血尿酸的目的。常用药物有:丙磺舒,开始剂量为 0.25g,每日 2 次,可以逐渐加量至每日 2～3g,对磺胺过敏者禁用。磺吡酮为保泰松衍生物,排尿酸作用优于保泰松,与丙磺舒有协同作用,开始剂量为 100mg,以后每周增加 100mg,每日不超过 800mg,不良反应主要有皮疹和胃肠道反应。苯溴马隆作用时间长,一次给药可维持 48 小时。起始剂量为 25mg,以后可增至 100～150mg,维持量 50mg,隔日 1 次,早餐时 1 次口服。

痛风诊治误区

误区 44. 不清楚诊断痛风性关节炎的标准

关于痛风性关节炎的诊断国内尚无统一标准,一般多采用美国风湿病协会标准（1977）:

(1)滑囊液中查见特异性尿酸盐结晶。

(2)痛风石经化学方法或偏振光显微镜检查,证实含有尿酸钠结晶。

(3)具备下列临床、实验室和 X 线征象等 12 项中 6 项者。

1)1 次以上的急性关节炎发作。

2)炎症表现在 1 天内达到高峰。

3)单关节炎发作。

4)患病关节皮肤呈暗红色。

5)第一跖关节疼痛或肿胀。

6)单侧发作累及第一跖趾关节。

7)单侧发作累及跗骨关节。

8)有可疑的痛风石。

9)高尿酸血症。

10)X 线显示关节非对称性肿胀。

11)X 线摄片示骨皮质下囊肿不伴有质侵蚀。

12)关节炎症发作期间关节液微生物培养阴性。

急性关节炎期确诊有困难时,可试用秋水仙碱做诊断性治疗,如为痛风,服秋水仙碱后症状迅速缓解,具诊断意义。

误区 45. 痛风患者只要检查血尿酸就行了

由于痛风患者常同时并发有其他代谢紊乱性疾病,如糖尿病、血脂异常以及高血压、动脉硬化等,所以对每个痛风患者,均有必要做下列实验室检查。

(1)血脂检查:包括血胆固醇、甘油三酯,高、低密度脂蛋白及极低密度脂蛋白等,有条件者尚可做载脂蛋白测定。

(2)血糖:应做空腹血糖及餐后两小时血糖测定;必要时进行葡萄糖耐量度试验,以早期发现葡萄糖代谢紊乱和隐性糖尿病。

(3)肝肾功能检查:以确立有无痛风性肾病及肝脏病变。

(4)心血管及脑血管功能检查:可做心电图、超声心动图、心功能测定、脑血流图等常规检查,必要时行头颅 CT 或冠状动脉造影术以观察有无冠心病、脑动脉硬化等病变。此外,眼底检查观察有无眼底视网膜动脉硬化,亦可作为发现动脉硬化的简便方法之一。

(5)关节 X 线摄片:对有痛风性关节炎发作的患者,应做关节 X 线摄片。以了解关节病变的程度,并为痛风的诊断提供间接证据。

(6)泌尿系统 X 线造影检查:可早期发现肾、输尿管及膀胱结石,并可观察双肾功能状态及肾盂、输尿管外形,以确立有无肾盂积水、梗阻等。由于尿酸结石可被 X 线透过,故大多数痛风患者仅做腹部 X 线平片检查是不能发现结石影的。还必须做静脉肾盂检查。如果普通腹部 X 线平片已能发现结石,则表明该痛风结石除含有尿酸盐外,尚混有磷酸钙或草酸钙之类,是混合性结石。

(7)穿刺检查或活检:痛风患者如果在手、足、耳郭及关节周围或身体其他部位出现皮下结节时,均应常规做穿刺检查或活检,以发现其中是否含有尿酸盐结晶,这对确诊十分有价值。

此外,B 超声波及 CT 检查,对泌尿系结石的诊断也有价值。如患者不能耐受静脉肾盂造影检查,则可选择 B 型超声波或 CT 检查。

误区 46. 高尿酸血症不治疗也可以自然恢复正常

一般情况下,高尿酸血症如果不采取一定的综合防治措施,是很难自然恢复正常的。部分高尿酸血症患者的血尿酸升高呈波动性特点,即有时血尿酸升高,有时血尿酸又可暂时下降接近正常或完全正常。此时不能把这种波动性的血尿酸下降误认为血尿酸自然恢复正常。单纯的高尿酸血症患者,通过坚持饮食控制,适当的运动及合理的生活习惯,大多数血尿酸可望恢复正常。如果在采取这些措施后效果不明显,可适当加用降血尿酸药物。由于痛风是遗传缺陷的代谢紊乱性疾病,具有遗传缺陷的无法根除性特征,痛风患者的高尿酸血症自然恢复正常是不可能的。

误区 47. 无症状高尿酸血症无需防范

高尿酸血症者,仅有 5%～12% 发生痛风。高尿酸血症与痛风可以被看成是一种疾病发展过程中的两个阶段,因此,高尿酸血症应当看成是一种疾病状态。

血尿酸增高可引起痛风发生,最为常见的临床表现是痛风性关节炎,其次是痛风石及肾脏损害。但并不是所有血尿酸增高都会引起痛风发作,只有当增高的尿酸沉积在关节组织,刺激关节并引发一系列炎性反应时才会引起痛风发作。不少高尿酸血症患者可以终生不发生症状,称为无症状高尿酸血症,但是,无症状高尿酸血症患者决不可掉以轻心,因为进展为痛风关节炎或肾脏损害的概率与血尿酸值的高低,以及血尿酸增高的持续时间成正比。所以,即使无症状,只要查出血尿酸增高就要加强防范。

实际上无症状之高尿酸血症大多不需要服药,但应找出其基本原因,并可使用饮食疗法降低尿酸以及预防痛风发作。如果是其他疾病引起的继发性高尿酸血症,还是应该积极的治疗原发病。如溶血性贫血、真性红细胞增多症、慢性肾功能不全、某些先天性代谢紊乱性疾病如糖原累积病Ⅰ型等。如果是由于某些药物如速尿、乙胺丁醇、水杨酸类（阿司匹林、对氨基水杨酸）及烟酸等引起，也需要进行相应的剂量的调整或是更换相同功效的药物。这些情况都需要积极地咨询医生，在医生指导下进行治疗。

对于单纯血尿酸升高而无症状患者，医生通常会建议患者先选择饮食治疗，3个月以后复查血尿酸，如果血尿酸下降不明显，则需要通过服用一些降尿酸的药物。饮食治疗包括：控制饮食量，不暴饮暴食、不吃煎炸食物；限制饮酒和高嘌呤食物（如动物心、肝、肾等内脏，凤尾鱼等）；每天饮水量不少于2000mL；多食用碱性食物，如各类蔬果、牛奶、苏打水等，以碱化尿液，促进尿酸的溶解排泄；肥胖者应注意控制体重，同时要慎用抑制尿酸排泄的药物如双克等。

误区48. 无症状高尿酸血症无需治疗

无症状高尿酸血症的危险性在于痛风发作，或最终发生肾结石。高尿酸血症患者发生痛风的可能性，大致和血清尿酸水平增高的程度成正比。据观察，在青春期开始有高尿酸血症的男性，至第一次痛风发作之间的间隔一般为20～25年或更长。这并不意味着要对所有高尿酸血症患者都给予预防性治疗，以防止其中少数人痛风发作。

一般认为，对无症状性高尿酸血症无须治疗。但也不是不管它，因为高尿酸血症毕竟是不正常的，持久的高血尿酸，有可能造成尿酸结晶和尿酸盐结晶在肾盂、输尿管或肾小管及肾间质沉积，造成肾损害，引起肾结石，所以应该寻找高血尿酸的原因，如服用利尿药、降压药、化疗药等药物因素及肾病、血液病、糖尿病等疾病因素。

无症状的高尿酸血症者，血尿酸浓度在475～535μmol/L（8～9mg/dL）以下者不首先使用药物治疗，但应认真寻找高尿酸血症的原因，并积极进行生活方式的干预，避免过食（特别是高嘌呤饮食）、酗酒、过劳、创伤及精神紧张等急性发作的诱发因素。高尿酸血症有以下情况应定期复查血尿酸或考虑降尿酸药物治疗:①有痛风的急性发作;②有痛风或尿路结石的家族史;③24小时尿尿酸排泄量>65480μmol/L(1100mg/dL);④经非降尿酸药物治疗包括控制饮食、停用影响血尿酸的药物、多饮水等,血尿酸过高>535μmol/L(9mg/dL);⑤出现关节症状。

误区 49. 不清楚治疗痛风的原则和目的

到目前为止,痛风尚无根治的方法,因此每个痛风患者,都应长期不懈地坚持自我保健与合理治疗。治疗痛风的总体原则是:合理的饮食控制;充足的水分摄入;规律的生活制度;适当的体育活动;有效的药物治疗;定期的健康检查。以这个总体治疗原则为前提,力求能够达到下列目的:①减少尿酸合成,促进尿酸排泄,从而纠正高尿酸血症,使血尿酸浓度经常保持在正常范围内,以争取病情好转。②尽快地缩短与中止痛风性关节炎的急性发作,最大限度地减少复发次数,从而防止慢性痛风性关节炎的形成与关节损害,保证关节功能正常。③防止痛风性肾病的发生与泌尿系统尿酸结石的形成,以保持良好的肾脏功能。④控制或纠正其他并存的代谢紊乱和疾病状态,例如血脂异常、高血压病、糖尿病、肥胖、动脉硬化及冠心病等,以消除中风(脑血管意外)、心律失常、心力衰竭、心肌梗死等威胁生命的严重并发症。⑤稳定患者的健康状况,增强体质,控制病情发展,使患者能正常的生活与工作。⑥对已有皮下痛风石或泌尿系统结石形成的患者,更应加强各种治疗措施,以中止尿酸沉积所引起的组织器官损害,使病情长期稳定而不再发展,达到带病延年的目的。

误区 50. 痛风疼几天就过去了,不用治疗

痛风患者较血尿酸正常的人易发生高血压、血脂异常、心脏病、动脉硬化、中风、血栓等心脑血管疾病及糖尿病等。有资料显示,痛

风患者合并高血压者约为 58.8%,合并糖尿病及糖耐量减低者为 22.1%,合并血脂异常者为 75.5%,合并冠心病者为 15.6%,脑梗死者为 2.1%;反之,高血压、血脂异常等心脑血管疾病和糖尿病也是高尿酸血症和痛风的危险因素,如高血压、冠心病患者中发生高尿酸血症者分别占 20.5% 和 18.2%。此外,痛风每一次发作,都会加重病情,医学上叫做"进行性加重",所以痛风要及时治疗。

误区 51. 痛风治疗可以一蹴而就

痛风初发患者,往往急于求治,急于速愈,服药一周甚至几天,就质疑怎么还不见效。为此,反复更换治疗方法,结果导致病情延误,失去了最佳的治疗时机。久病患者,转诊多处,治疗无效,遂心灰意冷,丧失治疗信心,以为痛风属不治之症。

患者一方面急迫地想获得治疗信息,另一方面又对所有的信息报以怀疑的态度,认为所有的宣传都是虚假的、骗人的,盲目地排斥。两种截然相反的态度,均导致了同一个结果:病情延误,治疗的难度增加。

俗话说:"病来如山倒,病去如抽丝"。更何况,随着时间的推移,现在的痛风患者大部分都已是慢性痛风,因此,治疗的周期越需要较长的时间。

误区 52. 痛风可不治自愈

由于痛风发病急剧,24 小时内可达到高峰,此刻行动艰难,就医不便,持续数日后,症状会逐渐缓解,炎症自行消退,恢复了正常状态,患者误以为不治自愈,不再就医。实际上这种自行缓解并不意味着痊愈,而是进入间歇期,多数人在一年左右的时间又会再次复发。医学上将痛风分为四期:①无症状期:检测时仅有高尿酸血症,无痛风症状。②急性期:主要表现为痛风性关节炎急性发作。③间歇期:

在初次发作与第二次复发期间有一个静止间歇期,此时常安然无恙,但仍需继续坚持治疗,控制尿酸值在正常值内,防止发作。否则会再次复发,随着发作频率的增加,间歇期逐渐缩短,一年可发作数次。④慢性期:当频繁发作迁延不愈时,尿酸盐沉积在关节周围,特别是跖趾、耳郭、指、肘及膝关节等处,形成结节肿,关节肿胀畸形,僵直活动受限。所以,痛风不会不治而愈,需要坚持治疗。

误区 53. 痛风能根治

其实,痛风无论是原发性或继发性,除少数由药物引起者,大多缺乏病因治疗,因此目前尚不能根治。痛风的临床治疗目标:①尽快控制痛风的急性发作,减轻患者的痛苦;②纠正高尿酸血症,减少痛风的急性发作,防止痛风石的形成,减轻肾损害;③处理痛风石,改善生活质量。

因此,争取早期发现、早期诊断、早期治疗,对痛风的预后转归有着非常重要的意义。

误区 54. 不知晓痛风非药物治疗的重要性

许多痛风患者认为,自己一直在使用降尿酸药,血尿酸控制得还可以,因此在服用药物期间,他们既不控制饮食,也不适量运动。很多患者不知道,在痛风治疗中,非药物治疗是至关重要的。

适当的饮食控制非常重要,患者应避免短期内大量进食高嘌呤食物,以防止血尿酸水平急剧增高,引起痛风急性发作。而适当的运动能促进关节局部血液循环,避免关节局部血尿酸溶解饱和度降低,在一定程度上可以避免痛风再次发作。在临床上,经常可以看到许多患者血尿酸水平并不是很高,但是由于平时缺乏运动,一旦关节部位受凉或受伤了,就可诱发痛风。对此,专家反复强调,在药物治疗的同时,痛风患者还要重视饮食、运动以及生活习惯的改变。

误区 55. 高尿酸就是痛风，必须用药

大家知道痛风是血尿酸过高引起的疾病，每天尿酸生产量和排泄量是维持一定平衡的，如果生产过剩或排泄不良，就会使尿酸堆积在体内，造成血中尿酸过高（即高尿酸血症）。只有出现痛风关节炎的发作，才可称之为痛风，而从未有过关节炎发作者，称为高尿酸血症，只要注意饮食或找出原因并矫正，尿酸值可能会恢复正常，通常不需要药物治疗，而痛风则是一种疾病状态，如果不治疗通常会有痛风石出现，甚至导致关节畸形，晚期可致肾功能不全。

误区 56. 痛风只要不痛就不用治疗

人们的习惯是身体无痛苦时不重视防治疾病。痛风患者更是常常如此，关节痛时才来治疗，关节不疼痛时常常不去管它，其实治疗痛风的关键在于间歇期（即关节不痛时期）的治疗，此时的治疗才是真正降尿酸的治疗，如果血尿酸不降下来，那么就会持续损害肾脏与关节，一旦损害到了一定程度，恢复起来既难又慢，此时，关节炎的发作也将越来越频繁。所以对痛风患者来说，关节不痛时更要抓紧降尿酸！

患者往往以为不痛就没事，也就不需要治疗。但事实是：体内血尿酸持续偏高或波动正慢慢地损害了肾功能，这才是最可怕的。

痛风是一种全身性新陈代谢疾病，痛只是其表症，是一种病情恶化时的症状。因此，痛风的治疗根本在于改变高尿酸血症，不痛也要治。并且，解决患者病发时的疼痛并不是重点，如何控制病情避免发生致命的并发症才是治疗的真的目标所在：一是防止痛风发作，以便过正常人的生活；二是预防并发症，尤其是肾脏、心脏及脑血管疾病。

痛风分三期：高尿酸血症期，急性期和间歇期。急性期疼痛难忍就治疗，但间歇期才是治疗关键，此时针对治疗，痛风才不会反复发

作也不会产生并发症。

实际上缓解期的长期治疗是非常重要的,很多并发症的产生,如痛风石、痛风性肾病、肾衰竭等,大多是因平时未坚持用药治疗造成的。

缓解期的治疗主要是要根据患者的尿酸水平和每日尿酸的排出量来决定,如每日尿酸的排出量低于 $480\mu mol/L$ 选用排尿酸药,如痛风利仙、丙磺舒等;如每日尿酸的排出量高于 $480\mu mol/L$ 选用抑制尿酸生成的药,目前仅有别嘌呤醇。治疗的目标值是使尿酸浓度保持在 $200\sim300\mu mol/L$ 的理想水平。如尿酸已降至该水平切莫立即停药,而要改用维持剂量,如每日服用或隔日服用一片别嘌呤醇或苯溴马隆(痛风利仙)。但须定期复查肝功能、血常规和血尿酸,以避免其不良反应和判断疗效。

误区 57. 仅在痛风急性发作期治疗

这个观点还是错误的。在痛风急性发作期,患者由于出现了难以忍受的关节疼痛,往往会去医院就诊,而一旦关节疼痛好转之后,患者就自认为病已经"好"了,不需要再看医生,也不需要再治疗。

事实上,痛风治疗分为急性发作期治疗和慢性维持期治疗,其防治关键在于慢性维持期治疗,包括合理饮食、适当运动、关节保护,以及必要时使用降尿酸药物,以使血尿酸控制在一定水平,避免痛风性关节炎再次发作。因此,即使关节疼痛好转,痛风患者仍需要定期到医院就诊随访。

痛风治疗的主要目的是减少痛风发作的频率,如间歇期不能降低血尿酸浓度,随着时间的推移,痛风的发作只会愈加频繁,且持续时间更长,症状更重。

误区 58. 急、慢性痛风治疗药物无区别

急性痛风发作时可应用秋水仙碱治疗。该药物对本病有特效，可迅速缓解症状，但是该药物不宜长期服用。对于慢性期的治疗，可应用能够抑制尿酸产生（以别嘌呤醇为代表）和促进尿酸排泄（以丙磺舒为代表）的两种药物。别嘌呤醇通过抑制黄嘌呤氧化酶使嘌呤的合成降低，继而来降低尿酸。与利尿酸剂相比，别嘌呤醇可很好地减少尿内尿酸量，对于肾衰导致的高尿酸血症以及控制结石方面也有很好的作用，而且它的作用不受水杨酸的阻断。丙磺舒可抑制尿酸盐在近曲肾小管的主动再吸收，增加尿酸盐的排泄而降低血中尿酸盐的浓度。这两种药物不宜在急性期应用，因为其可以促使尿酸入血，加重症状。另外，药物的选择应根据患者肾脏功能以及 24 小时尿酸排出量来决定。

误区 59. 尿酸盐肾病不用治疗

俗话说"明枪易躲，暗箭难防"，如用前半句形容痛风性关节炎，那用后半句来比喻尿酸盐肾病则更为恰当。痛风性关节炎的疼痛常迫使患者求医问药，而后者由于没有特殊病痛而很容易为医者或病家所忽略，待到症状出现多已进入肾功能不全阶段了。尿酸结石在临床上亦很常见，较小的结石可无感觉，随尿液排出，较大的结石可引起输尿管梗阻，引起血尿、肾绞痛、肾盂肾盏变形及肾积水，如尿流不畅引起继发感染和肾盂肾炎。急性尿酸性肾病在临床上不多见，是由于大量尿酸结晶广泛梗阻肾小管所致，可表现为少尿、无尿，如不及时治疗可因肾衰竭而死亡。

误区 60. 痛风间歇期无需治疗

对一些被诊断为急性痛风的患者,医生为之开药后,通常会嘱咐他们,即使服药后症状消除(如疼痛缓解),2 周后也务必复诊(若服药后疼痛无明显缓解,则三天后复诊)。

然而,结果常是"请之不来,不请自来";2 周后,患者没来复诊;直到 1～2 个月后,才再次来诊。这次不一定是因为原先肿痛的关节再次"闹事",而可能换成了另一侧的踝关节肿胀。

痛风为何会反复呢?关键的一点在于,患者吃药改善症状后(间歇期),就开始马虎,甚至停止治疗。实际上,痛风并不只是在急性发作时才需要治疗,间歇期治疗更为关键。

痛风这个病名之所以有个"风"字,可能是缘于此病急性发作时,如风吹过一样,经历数天的痛楚后,受累关节会恢复正常。其自然病程常有自限性。

而急性发作之后,疾病就进入了间歇期,此时患者通常不会有什么症状。也正因如此,此期的治疗往往不被关注,但这是错误的。

误区 61. 脚疼医脚

痛风急性发作时,主要侵犯足部第一跖趾单个关节,局部红肿、剧烈疼痛,患者常不知所措。因发作症状在足关节部位,初患痛风的人往往就医不对症,被误诊为滑囊炎、丹毒的屡见不鲜,贻误了治疗时机。痛风是高尿酸血症所致的疾病,应请内分泌科医生对症治疗才不会误诊。

疼痛只是痛风的表现特征之一,不少患者只顾止痛,长期服用止痛药只能暂时控制症状、缓解疼痛,根本就不能治疗痛风,而且不良反应很大,极易造成脱发、贫血及肝肾中毒,导致引发严重并发症直至不治。

误区 62. 拆东墙补西墙的治疗

痛风患者为了缓解"痛不欲生"的痛苦,常常大量地服用镇痛剂和抗生素类消炎药物,甚至打点滴来消除关节局部疼痛、肿胀及炎症。殊不知痛风发病期的肿胀、疼痛、炎症,是因为末梢血管微循环较差,致使血液中的尿酸盐结晶堵塞造成的,也就是中医上所说的"不通则痛"。只要痛风石没有破溃,便属于无菌性炎症,使用抗生素不仅不能解决问题,反而会破坏身体的有益菌群,降低人体免疫力。

秋水仙碱等药物既没有降低血尿酸的作用,也不能促进尿酸的排泄,这类药物只是暂时缓解疼痛、治标不治本,且不良反应极大;丙磺舒、别嘌呤醇等降尿酸药物的依赖性较强,而且容易导致尿酸反弹,甚至比吃之前尿酸还高,更可诱发转移性痛风发作!

"是药三分毒",这些药物在"治病"的同时更会造成肝肾损伤,并且会降低人体正常的嘌呤代谢能力。肾功能损伤会使尿酸在体内堆积增加,尿酸在体内积聚又会进一步加重肝肾的负担,进而引起肝、肾功能代谢障碍。因此说,治疗痛风的药物并不能真正有效控制与治疗痛风,而且从长远来看还会对人体产生严重的伤害!

采取常规治疗方式,无疑是"拆东墙,补西墙",结果就是药量越用越大,效果越来越差,痛风发作越来越频繁,最后是痛风没有治好,却导致肾衰竭、尿毒症、肝硬化,甚至死亡。

误区 63. 盲目中断治疗

由于治疗效果出现的时间、见效的快慢不同,治愈痛风所需的疗程,均因病因、病机、病位、个体差异以及生活方式、工作环境的不同,而有很大的差异,有的 1 周即可见到明显的效果,一个疗程即可康复,有的患者需要一年或是更长的时间才能痊愈。后者往往会影响患者的治疗信心,导致治疗中断、治疗方法的更换,从而延误了病情。

所以从某种程度上来说,痛风与心理因素也有很大的关系。

误区 64. 治疗痛风,痛时才服药

人体内有一种叫做尿酸的物质,如果人体内尿酸的产生过多或者通过肾脏排出的尿酸过少,就会导致血液中的尿酸浓度增高,进而析出尿酸盐结晶,如果沉积在关节部位,就会导致痛风性关节炎。由于尿酸盐结晶沉积在足趾关节处,刺激了周围组织产生炎症,从而出现痛风症状。如果长时间不治疗或治疗不规范,痛风石反复刺激骨关节周围组织,就会造成关节持续破坏,产生手足畸形,关节功能障碍,致使病情无法逆转。如果这种结晶长时间沉积在肾脏,会损害肾脏功能,出现痛风性肾病。

通常,痛风需要长期治疗。通风的病程大致可分为急性期和缓解期,不同时期,治疗原则不同。

(1)急先治其标。急性期时关节的红肿热痛非常明显,这就是"标",这是尿酸盐结晶刺激产生的炎症所致。急性期的治疗目的是消炎止痛即"急先治其标"。常用药物有几类:①非甾体消炎药,常见的包括芬必得、扶他林等。一般都有十分明显的疗效,但必须按照医嘱规则服药。②特效药秋水仙碱,该药治疗效果显著,但不良反应也很大,目前用得较少。如果服用务必严格遵守医嘱,定期随诊复查血液指标。③糖皮质激素,只有在上述药物没有效果且症状较重时,医生才会考虑给患者使用。

(2)缓再治其本。经过上述药物的规范治疗,症状缓解,即使不再感到足部疼痛不适,此时进入缓解期,必须坚持治疗,否则将前功尽弃,因为血液中的尿酸仍高,痛风随时可能再次发作,与此同时,痛风对骨关节或其他身体器官的破坏仍在进行中。

因此,缓解期治疗的目的是降低血液中尿酸水平。常用药物分为两类:①抑制尿酸在体内合成的药物,即减少尿酸的产生,常用药物是别嘌呤醇。②促进尿酸从肾脏排泄的药物,可以增加尿液中尿

酸的排泄,从而降低血液中尿酸浓度,目前临床常用的有苯溴马隆等。

总之,正确应对痛风的方法是,即使关节不痛,仍需要服用抑制尿酸合成或促进尿酸排泄药物,以降低血液中尿酸水平。服药一段时间后,还需要监测血尿酸浓度,根据血尿酸浓度再决定用药剂量和时间长短。

误区 65. 痛风红肿痛好了就不治不随访

痛风和糖尿病一样是一种慢性病,少数患者仅发作一次或几次,大多数频繁发作。虽然不用像大多数糖尿病患者一样需要终生服药,但是也应该长期随诊、定期复查。特别是一些顽固性反复发作、合并有痛风结石、慢性肾病、血脂异常、高血压、高血糖等疾病者,需要长时间规范用药,不然很容易发展致关节畸形和肾功能不全。

痛风目前尚不能根治,需长期综合治疗,因此要定期门诊随访。定期复查血尿酸、尿尿酸、尿常规、肝肾功能、血糖、血常规、肾脏和输尿管 B 型超声波等,观察疗效、药物不良反应、病情变化,调整治疗药物,治疗并发症,指导饮食调整。

误区 66. 治疗痛风降尿酸不是关键

痛风患者要控制血尿酸,首先必须控制饮食。

在急性发作期,确实应避免高嘌呤食物。但在间歇期,则不必如此严格,除对酒、动物内脏等高嘌呤食物稍严格限制外,其他食物皆不必过分忌口;当然,患者也不能大量进食。

目前,降尿酸药主要有促尿酸排泄药和抑尿酸合成药。前者使用较多的是苯溴马隆,后者则是别嘌呤醇,二者均有肯定的疗效。

使用降尿酸药的原则是:从小剂量开始,逐渐加至治疗量,起效后改为维持量;长期服用,使血尿酸浓度维持在 $327\mu mol/L$ 以下。

为预防痛风急性发作,也可在开始使用降尿酸药时,预防性地服用秋水仙碱或解热镇痛药(如双氯芬酸、布洛芬)。待数日后,关节痛没有发作时,才可停用这两类药。

此外,就算是晚期的患者,也不要放弃治疗。因为经过规范的药物治疗,仍可使部分痛风石得到溶解,关节功能和肾功能也可得到改善。

误区 67. 服药过程中出现的疼痛都是复发所致,只要有疼痛就马上停药

其实,这是一个在痛风治疗中常见的情况,属于转移性关节炎,无须恐慌。治疗痛风的时候,要加速尿酸的排出,但是尿酸水平的骤然降低有时反而会加剧或是引发痛风的发作。这是因为血尿酸突然降低会导致已经沉积在关节及其周围组织的不溶性尿酸盐结晶脱落下来,引发痛风性关节炎,或是在排出的过程中刺激机体产生疼痛。因此在治疗初期一般可以使用小剂量的降尿酸药物,逐渐增加到足量。为了防治转移性痛风发作,开始降尿酸治疗时使用秋水仙碱、吲哚美辛等与降尿酸药物同时服用 1 个月左右。

误区 68. 在痛风急性发作期,常把控制急性发作与"降尿酸"混为一谈

掌握不好服用降尿酸药物的时机和用量。痛风急性关节炎发作,当迅速控制关节疼痛,此期不要追求急速降低尿酸,否则血尿酸波动过大,易造成一个关节未缓解,另一个关节又发作,使病情迁延。对已经服用降尿酸药物者也不要立即停掉,以免血尿酸波动加大,可适当减量并以控制关节疼痛为主要治疗。

痛风患者进入临床间歇期及慢性期时,具备以下指征应使用降血尿酸药物治疗:在经饮食控制而血尿酸水平仍在每日 413～

$472\mu mol/L(7\sim8mg/dL)$以上的痛风患者;每年急性痛风发作 2 次以上者;有痛风石或尿酸盐沉积的 X 线证据者;有肾结石或肾功能损害的痛风患者。

误区 69. 在痛风急性发作时把尿酸迅速降至正常

　　治疗痛风的时候,患者常常会急切想要把升高的血尿酸迅速降至正常范围。其实这种想法是不对的,尿酸水平的骤然降低有时反而会加剧痛风的发作。这是因为血尿酸突然降低会导致已经沉积在关节及其周围组织的不溶性尿酸盐结晶脱落下来,引发急性痛风性关节炎发作,这种情况也叫做转移性关节炎。因此在治疗初期一般使用小剂量的降尿酸药物,逐渐增加到足量。

　　痛风是慢性病,多数患者常常遵医嘱长期服用痛风利仙或别嘌呤醇等降尿酸药物。有些痛风患者在急性发作时盲目加大降尿酸药物剂量,以期终止发作,避免疼痛,结果却适得其反。痛风利仙和别嘌呤醇在药典上属抗痛风药。前者可增加尿酸的肾排泄,后者可抑制尿酸的形成。其共同作用可降低血中尿酸的浓度,纠正高尿酸血症,预防痛风石、肾结石、痛风肾等痛风慢性病变的发生,故主要适用于慢性期痛风。但降尿酸药并无消炎止痛的作用,非但不能解除患者的剧痛,对终止急性发作也无效。急性发作时单独应用,由于体内尿酸池的动员,血尿酸可进一步升高,引起转移性痛风发作,病情会因此加重。

误区 70. 降尿酸治疗的时机、策略掌握不当

　　"降尿酸"要把握好时机,一般在急性关节炎发作控制后(可在终止发作后 3～6 周)加用。降尿酸要贯彻"目标治疗",不管性别、年龄、种族如何,血尿酸达到$480\mu mol/L$（$8mg/dL$）以上时,均会析出结晶。因此,血尿酸最佳控制目标为$360\mu mol/L$（$6mg/dL$）以下。

对大量痛风石的慢性痛风,目标值更要达到 $360\mu mol/L$($6mg/dL$）以下,这样可使新的痛风石不再形成。已有的痛风石可逐渐溶解,这种治疗可最大限度地控制痛风。

误区 71. 不了解血尿酸抑制的标准是多少

无症状性高尿酸血症患者,男性血尿酸应控制在 $420\mu mol/L$（$7mg/dL$）以下,女性控制在在 $360\mu mol/L$（$6mg/dL$）以下;反复发作的痛风患者,血尿酸应控制在更低水平,如 $300\mu mol/L$（$5mg/dL$）以下。

误区 72. 间歇期不治疗也不会复发

在间歇期如果"做足工夫",将血尿酸降至理想水平,那么,痛风复发的机会将大大降低;反之,则大大增加。而且,随着时间的推移,痛风发作会变得越来越频繁,每次发作的时间也会持续得更长,症状可能变得更严重。为什么会这样呢?

（1）血尿酸异常,不会自我恢复正常。痛风有家族发病倾向。痛风患者中,10%～25%有家族史;其近亲中,15%～25%有高尿酸血症。而目前的医学研究多认为,痛风是染色体显性遗传病,但外显性不完全(即并不一定会发病);且很多因素如年龄、性别、饮食及肾功能等,也可影响痛风遗传的表现形式。

因此,痛风患者的血尿酸代谢异常,是不会通过自身调节恢复正常的,必须进行长期的饮食控制和药物干预。

（2）血尿酸低于 $420\mu mol/L$（$7mg/dL$）,痛风发病率为 0.1%。痛风发病有个先决条件,那就是高尿酸血症。虽然高尿酸血症不等同于痛风,但却是痛风发病的最重要基础。

当然,有的人发病时不一定存在高尿酸血症,但在其整个痛风病程中,必将出现高尿酸血症。而 5%～18.8%的高尿酸血症患者,最终将发展为痛风。因此,只有将血尿酸降至理想水平,才能把痛风复发的机会降至最低。

通常情况下(37℃时),血中尿酸的饱和值是 $420\mu mol/L$ (7mg/dL),若超过此值,沉积的尿酸盐会析出针状晶体,患者就可能出现症状,肾结石的发病率也可能增加;若血尿酸水平大于 $540\mu mol/L$ (9mg/dL),则痛风的发病率达 $7.0\%\sim8.9\%$;反过来,若我们平时很好地控制尿酸,使之长期小于 $420\mu mol/L$ (7mg/dL),则痛风的发病率仅为 0.1%。

误区 73. 痛风治疗期间无需碱化尿液

正常人的体液呈弱碱性。碱性环境有利于尿酸盐结晶的溶解和排出,所以痛风性关节炎患者要多吃碱性食物。体内代谢后生成碱性物质的食物主要为蔬菜和水果,包括酸味水果,而含有丰富的蛋白质,脂肪和糖类的食物,如鱼、禽、肉、蛋类,它们的味道虽不酸,但却是酸性食物。

用药过程中要了解体内酸碱情况,可测尿液的 pH 值来指导应用碱性药物。当尿 pH 值为 7 时,尿酸溶解度是尿 pH 值为 5 的 $6.6\sim9$ 倍。不难看出,碱化尿液在治疗痛风性关节炎时起了多么重要的作用。常用药物是碳酸氢钠,可每次 0.5g,每日 3 次,饭后服。治疗中,尿的 pH 值一般维持在 6.5 左右,不可超过 7.0,否则易引起草酸钙或其他结石的形成。

误区 74. 痛风何时都可用"碱性药"

痛风患者应用碱性药物的主要目的是防治肾结石,减轻尿酸盐对肾功能的损害,所以很多患者把此类药作为常规用药长期服用。其实没有必要这样做,因为任何药物都必须掌握其应用范围。专家主张在下列情况下服用碱性药物。

（1）在急性关节炎发作期及其前后。关节炎发作前常是血尿酸高峰期，尿液中尿酸浓度随之升高。关节炎发作时，由于关节的剧烈疼痛，反射地引起垂体分泌促肾腺皮质激素，血液中肾上腺糖皮质激素水平迅速增高，后者能加快尿酸的滤过、排出，尿中尿酸浓度明显高于正常水平。这种高浓度的尿酸尿约持续到关节炎后 5～10 天，这段时间用碱性药非常必要。

（2）在血尿酸显著增高，用促排尿酸药时。在肾脏功能损害不严重的情况下，尿液中尿酸浓度与血尿酸水平和应用促排尿酸药的量呈正相关，尿中尿酸浓度愈高，尿的酸度愈大，此时碱化尿液有利于保护肾脏。

（3）在肾结石已形成时。通过影像学检查发现尿路结石，或患者经常由尿中排出结石时，应用碱性药可以溶石，并能防止新尿结石的形成。

（4）在肾脏排泄尿酸量为 1.8～4.4mmol/L 时。约有 50% 的患者患肾结石，肾功能的损害也明显加重。因此，痛风患者要经常测试尿酸的排出量，一旦发现尿酸排泄量明显增加，应及时服用碱性药。

（5）尿 pH 下降时。尿酸以游离和结合两种形式存在尿液中，两种状态的多少，主要取决于尿的酸碱度（pH）。正常人尿呈微酸性，pH 为 6.0 左右。当 pH 为 6.75 时，尿酸 90% 以上呈游离状态；当尿 pH 为 4.75 时，90% 以上的尿酸以结合形式出现在尿中。这种结合形式的尿酸盐，大量沉积在肾实质内可堵塞尿路，或形成肾结石损害肾脏功能。有人统计，夜间和早晨，尿 pH 值降低尤为明显。当尿 pH<5.0 时，约有半数患者合并尿路结石，肾功能下降者达 90% 以上。一般认为当 pH<6.0 时，就应该补充碱性药，使尿 pH 值维持在 6.2～6.8 最合适。当 pH 值超过 7.0 时又易发生钙盐结石。常用的碱性药物有碳酸氢钠和碱性合剂。前者不良反应较后者多，其主要不良作用有：①该药入胃后产生大量二氧化碳气体，使胃迅速扩张，患者易出现嗳气、食欲减退，甚至可导致溃疡穿孔或新的溃疡形成，老年人及上消化道患者应慎用。②碳酸氢钠长期服用可引起钠

水潴留,对有较重的心肾功能不全的患者不利,可选用碱性合剂。患者还可辅以食疗,多吃绿色蔬菜、瓜果能增加体内的碱储备,提高尿pH值。同时,绿色蔬菜中富含钾离子,这些钾离子有抑制尿酸盐沉积和促进其排泄的作用。

误区 75. 急性痛风热敷减轻疼痛

以为用热毛巾热敷就能减轻痛风疼痛,实际上这是误区。痛风发作不能用热敷来减疼。因为,痛风时的关节红、肿、热、痛是由于炎症介质释放、毛细血管扩张造成的,热敷后会造成毛细血管扩张得更厉害,会加重病情。从中医辨证角度看,它是湿热痹病,这个时候不能单纯用湿热药,越用越厉害。

同时,在日常生活中要严格忌口,可多吃一些凉性食品,例如野菜。另外,用一些中药洗剂泡脚、涂涂清凉膏,也是很好的。但是,痛风患者切不可进行脚部按摩,否则会加重病情。

误区 76. 痛风疼痛发作时可用冷敷

不管是腿疼,还是脖子疼,拿块热毛巾或冷毛巾敷一敷似乎都能管点事。久而久之,人们习惯了用毛巾来缓解各种疼痛。应该说,对于不少疼痛,这种冷敷是有道理的,但要提醒的是,痛风的急性发作期不适合局部冷敷,否则会使病情加重。

身体局部温度的适当升高将有利于晶体的溶解和吸收,进而缓解疼痛,令炎症消退。因此,冷敷不利于炎症的吸收和消散,易导致尿酸进一步积聚皮下,使局部炎症加重。

正确的方法是,在急性发作期,绝对要卧床休息至疼痛缓解后72小时,避免让关节负重加剧,并抬高患肢,以利于血液回流。此外,还要保持皮肤清洁,行走时要穿着柔软舒适的鞋子。

误区 77. 痛风急性发作只用膏药止痛

由于痛风急性发作时关节局部红肿充血比较明显,局部炎症性反应也较剧烈,有的患者便自作主张地使用伤湿止痛膏止痛。其实,这一做法不妥。一方面,伤湿止痛膏之类的膏药多为温燥之品,对皮肤有一定的刺激作用,可加重局部充血。如某些患者在痛风急性发作时贴用膏药,结果使局部肿痛加剧。另一方面,如果患者关节处已存在痛风石(一种尿酸盐在皮下组织或关节腔附近沉积所形成的结节),此时应用伤湿止痛膏,则有可能导致局部皮肤破溃糜烂,加重病情。

需要提醒大家的是,由于痛风是血尿酸增高到一定程度后发生的并发症,因此,即使关节疼痛好转,也并不表示痛风已经治愈。此时,患者还应积极治疗,把血尿酸控制在适当水平,以避免痛风再次急性发作。

误区 78. 没有指标能判断痛风治疗是否有效

经过积极的综合治疗,如能达到以下指标,说明治疗效果良好:①痛风性关节炎不再发作,关节功能及形态均保持正常;②无痛风石和泌尿系统结石;③常见并发症(高血压、高血脂、肥胖、糖尿病、动脉硬化和冠心病)能得到有效控制;④血尿酸长期稳定在正常范围(最好在 $360\mu mol/L(6.0mg/dL)$ 以下,尿常规和肾功能正常,关节 X 线检查正常。

误区 79. 痛风石的处理无讲究

有不少人认为,痛风石的处理无特殊讲究,这是不正确的。对痛风石的处理有以下要求。

（1）碱化尿液。碱化尿液有利于尿酸盐的溶解和排泄,尤其对于预防尿酸性肾结石和痛风性肾病具有重要意义。这包括多吃碱性食物和合理应用碱性药物,但这一点常常不被人们重视。

（2）服用降尿酸药物。用降尿酸药物治疗是有条件的。一般认为,应在下列情况下应用:每年发作 2 次以上的急性痛风性关节炎,有痛风石、肾损害表现,或经饮食控制血尿酸仍显著升高。

（3）手术疗法。如果痛风石不大,不影响脏器功能,不必手术治疗,因为手术切除痛风石并不能根治本病。

（4）痛风结节破溃后的处理。痛风结节破溃后,如果不及时进行适当的处理,则很难愈合,而且易发生细菌感染。首先应保持局部的清洁,每日用生理盐水或其他消毒液(如新洁尔灭、双氧水等)清洗创面,并用酒精及碘酒搽抹表面,尽可能地将结节内的尿酸盐清除干净,可加快伤口的愈合。较小的痛风结节破溃经过如此处理后,可能会彻底治愈。较大的痛风结节,特别是破溃范围广、破溃时间较长者,很难自行愈合,应考虑手术切除治疗。痛风结节破溃发生化脓性细菌感染时,应加强局部的处理,包括局部清洗、消毒、保持干燥,但不宜包扎。局部伤口清洗消毒后,可敷洒一些消炎药,并适当给予口服抗生素。如有发热、白细胞升高现象,提示局部感染有扩散,细菌有侵入血中的可能,应及时住院治疗,以免加重病情,造成不良后果。脓液应常规送细菌培养加药敏试验,以指导选择敏感抗菌药物治疗。

（5）尿酸性尿路结石的治疗措施。由尿酸排泄过多,尿中尿酸呈超饱和状态或无餐后碱潮,尿呈持续酸性所致。故碱化尿液和大量饮水量具有特别意义。治疗措施有:①监测尿 pH,以碳酸氢钠、枸橼酸钠或碱性合剂碱化尿液,维持 pH6.2～6.5;②每日饮水 3000mL 以上,维持尿量 2000～3000mL,藉以降低尿中尿酸等溶质浓度;③给予别嘌呤醇 0.1g,每日 3 次。如能严格执行上述措施,则大部分尿酸结石可在 3 个月左右溶解。倘若上述治疗仍然无效,可采用水囊式体外振波碎石机施行冲击波碎石治疗;或经膀胱镜由输尿管导管向肾盂内注入 1.5%碳酸氢钠冲洗肾盂,以溶解尿酸结石。

误区 80. 痛风石不能用手术取石

据统计,痛风患者中约有 20%～30% 身体表面出现结石,由于结石多发生在四肢关节及附近,患者关节功能严重下降、致残,甚至失去自理能力。部分患者结石手术后创口长期不能愈合,有些医生就不愿意做这种手术。

痛风石是因为患者长期血尿酸增高,形成尿酸钠(MSU),沉积在各组织器官形成结石。除脑以外的内脏器官均可发生结石,以肾石症最多见。体表结石主要发生在四肢关节及附近的组织,结石出现的早晚、增长速度与血尿酸增高水平、高尿酸血症持续的时间,及急性关节炎在同一关节发作次数呈正相关。骨关节结石严重者,手或足的数块骨骼全被结石占据。如果结石初始于软组织,可使皮肤变薄、破溃,MSU 结晶或小结石不断流出,形成溃疡和窦道,反复细菌感染,破口可数年乃至十多年不能愈合,合并骨髓炎者也并不罕见。因此应尽早手术取石。

术前准备:①手术前首先应把血尿酸降至正常或近于正常水平,避免术后因尿酸过高,影响愈合。②需做手术的肢体要做 X 片影像检查,X 线易穿过结石,但软组织中的结石常可见到周边较整的密度稍高的块状影像。X 线极少能透过骨质,所以结石密度明显低于骨质密度,X 线片常见虫蚀样、穿凿样、蜂窝样的低密度骨缺损区,严重者一块或数块骨部分和全部缺失。③痛风属代谢综合征的一种疾病,应积极治疗高血压病、糖尿病及合并肾功能损害等相关疾病,待病情稳定后再手术。

手术对象主要是指关节及附近的结石:①凡结石直径超过 2cm或出现多个结石,使体内尿酸池明显增大,影响降尿酸治疗者。②已有溃疡、窦道或骨髓炎形成,使破口长期不愈合者。③结石影响关节功能、活动明显受限的患者。手术时如果结石未侵及骨关节,不管是否合并溃疡和窦道,多数都能将结石和包膜一同取出,切口在 5～

10天即可愈合。如结石深及关节和骨质,大块结石取出后,应该再利用刮匙等器械将残余的结石碎块尽量清除,否则结石残渣会不断从创口中溢出,影响愈合,此时应做引流处理,经引流后一月以上仍不封口者,应做二次清除术。少数骨骼破坏严重者,需置骨、关节融合,甚至截去患肢;所以提倡痛风石手术愈早愈好。

术后处理:①降尿酸,结石术后少量结石残渣溶解回到血液中,使血尿酸迅速增高,如不及时有效进行降尿酸治疗,多数患者术后会在非手术关节发生急性关节炎,有的多关节反复交替发病。此时除了不吃富含嘌呤的食物外,宜加大降尿酸药物的量,并在术前一天至术后七天,每日服 1～3mg 秋水仙碱,可显著减少急性关节炎。②加强对高血压、冠心病、糖尿病、肾脏病等相关疾病的治疗,将这些病控制住。

误区 81. 高血压合并高尿酸血症的治疗无讲究

有不少人认为,高血压合并高尿酸血症的治疗无特殊讲究。这是不正确的。

高血压和高尿酸血症同属代谢综合征范畴,这两种现代"富贵病"就像孪生兄弟一样,伴发的概率很高。除了病情上相互影响外,如治疗不当,其所用药物还会相互加重病情。

高血压伴高尿酸血症患者的治疗尤其应当引起重视。与人的血压一样,血尿酸水平随着年龄增加也呈缓慢升高趋势,其变化受遗传、饮食、体重、性别、种族及生活方式等多种因素的影响。人体内尿酸有两个来源,一小部分从富含核蛋白的食物中分解而来,大部分由体内氨基酸、磷酸核糖及其他小分子化合物合成和核酸分解代谢而来。体内尿酸 2/3 经尿排泄,1/3 由肠道排出,或在肠道内被细菌分解。高尿酸血症是长期嘌呤代谢障碍引起的代谢性疾病,其发生主要是由于尿酸生成增多或(和)尿酸排出减少引起。当血尿酸超过 $390\mu mol/L$ 时即可诊断为高尿酸血症,但不一定出现明显的临床症状。长期的高尿酸血症,尤其是当血尿酸超过 $480\sim540\mu mol/L$ 时即可引起痛风,其特征是急性关节炎反复发作,后转为慢性关节炎,导致关节畸形和功能障碍,出现皮下痛风结节、尿酸性肾病及肾结石等。痛风急性发作主要发生在血尿酸水平迅速波动后,进食动物内脏等高嘌呤食物、酗酒、受凉、局部外伤、手术、感染、过度疲劳、精神紧张及使用利尿剂等,常为诱使痛风发作的因素。

(1)高血压及高尿酸血症均可损害肾脏。因此,高血压合并高尿酸血症的患者在选用降压药时,应使用对肾脏有保护作用的药物。对肾脏有保护作用的降压药有血管紧张素转换酶抑制剂、血管紧张素Ⅱ受体拮抗剂等。血管紧张素转换酶抑制剂包括卡托普利(开博通)、依那普利、西拉普利、培垛普利等。血管紧张素Ⅱ受体拮抗剂包括氯沙坦、缬沙坦等。

据报道,氯沙坦是目前唯一的一种既能降低血压又能降低血尿酸水平的药物。并且氯沙坦的降压作用持久、平稳,它对心、脑、肾等脏器均有保护作用。因此,氯沙坦是高血压合并高尿酸血症患者的首选降压药。

(2)高血压合并高尿酸血症的患者可在医生的指导下服用促进尿酸排泄的药物。如果患者已经合并有痛风,则还应针对痛风进行治疗。目前,常用的促进尿酸排泄的药物有丙磺舒(羧苯磺胺)和磺吡酮(苯磺唑酮)。丙磺舒的用法是:每次口服 $0.25g$,每日服 2 次。磺吡酮的药效较丙磺舒强,其用法是:每次口服 $50mg$,每日服 2 次。值得注意的是,尿路结石患者及每日尿酸排出量大于 $600mg$ 的患者则不宜使用此类药治疗。患者在服用此类药物期间,应多饮水,并应同时服用碳酸氢钠等碱性药,以防尿酸盐在泌尿道沉积,形成结石。

(3)高血压合并高尿酸血症的患者不宜使用噻嗪类利尿剂及水杨酸类药物治疗。常用的噻嗪类利尿药有氢氯噻嗪、氯噻嗪等。常用的水杨酸类药有阿司匹林(乙酰水杨酸)等。

(4)高血压合并痛风的患者应注意控制饮食。这些患者应避免进食动物的内脏、鱼虾类、肉类等含嘌呤(嘌呤可在人体内代谢成尿酸)较多的食物。

另外,尚需重视诱使痛风急性发作的其他因素的处理。应注意饮食控制,进食低嘌呤或无嘌呤饮食,避免进食动物内脏、某些鱼类等含嘌呤量极高的食物。要戒烟、戒酒,因为酒精可促进尿酸合成,过多饮酒可引起乳酸升高而阻碍尿酸排泄。生活应规律,并应坚持适当的体育活动。

误区 82. 痛风合并糖尿病的治疗无讲究

糖尿病与痛风都是体内代谢异常所引起的疾病,两者有共同的发病基础,营养过剩是其发病因素之一,发病基础均可由于胰岛素抵抗引起。因此,饮食条件优越者易患此病。有人认为肥胖、痛风和糖尿病是三联征,肥胖可诱发高尿酸血症和高血糖。另外因为糖尿病患者缺乏调节血糖的胰岛素,导致体内持续处于高血糖状态,影响其他物质的代谢,致使脂肪、蛋白质、水和电解质代谢发生紊乱。人体内的尿酸是由食物中的嘌呤(蛋白质的中间代谢产物)代谢和体内自身代谢产生的。因此,血糖值高者,尿酸值也会比较高。据不完全统计,糖尿病患者中伴有痛风者约占 $0.1\% \sim 9\%$,而伴有高尿酸血症者要占 $2\% \sim 50\%$。

虽然两病临床表现不同,但却有共同的发病基础,并互相关联,互为因果,互相影响。因此治疗中应注意互相兼顾,综合治疗。一般从膳食治疗、药物治疗、运动治疗、教育和心理治疗、病情监测五方面进行综合治疗,以膳食治疗最为重要。

(1)控制每日膳食总热量,这是膳食治疗的总原则,其他措施不得与此相违背。限制精制糖,多吃含糖低的新鲜蔬菜和水果,以供给充足的无机盐和维生素。限制蛋白质、脂肪和胆固醇摄入量,选用牛奶、鸡蛋等含嘌呤少的食物作为蛋白质来源,少食海鲜、动物内脏、肥肉,食物清淡,少用调味品。严格禁酒,多饮水,每日至少 $2500 \sim 3000mL$。

（2）患者到正规医院，请专科医生制定用药方案，千万不要轻信所谓"根治""神效"，因为就目前的医疗水平，对此二病还无法根治。

（3）坚持适合自己的体育锻炼，控制理想体重，这点非常重要，因为肥胖可诱发高血糖和高尿酸血症。

（4）从医疗和家属两个角度开导鼓励患者树立战胜疾病的信心，使他们学习到有关医疗知识及简单心理疏导方法。在饮食基础上辅以药物治疗并持之以恒，对控制疾病的发展很有益处，可大大减少各种并发症，对患者间接起到积极的治疗作用。

在痛风的治疗中应注意：①治疗应做到个体化；②进行痛风教育以取得患者的配合；③对伴有胰岛素抵抗综合征的痛风患者，不仅要控制酒精和嘌呤类物质的摄入，而且应限制碳水化合物和蛋白质及饱和脂肪酸的摄入量、控制体重以改善胰岛素抵抗；④尽量避免使用影响血尿酸代谢的药物，代谢综合征的患者往往需降压、调脂、抗凝几种药物联合治疗，有些药物可降低肾脏对尿酸的排泄使血尿酸升高。因此，对必须使用这类药物的患者，应选择同类药物中对尿酸代谢无影响或影响较小的药物。

总之，糖尿病和痛风是可防、可治的，不防不治会出现多种器官的并发症，延迟和制止病情及并发症的发展与恶化可减少致残致死率，提高患者的生活质量。

误区 83. 痛风合并血脂异常的治疗无讲究

痛风合并血脂异常的调脂治疗。血脂异常是脂质代谢紊乱的结果，与痛风一样属代谢紊乱性疾病。痛风患者中约半数以上的人合并血脂异常，主要是血甘油三酯升高，高密度脂蛋白有所下降，胆固醇仅轻度升高或正常。同时，血脂异常患者中痛风或高尿酸血症者也明显增加，血脂异常程度与血尿酸浓度呈正相关。这些变化都可成为动脉硬化性疾病发病的原因，因此每个痛风患者应定期检查血脂情况。

在痛风伴发血脂异常的人群中，约有 40%～50% 的人经常服用调脂药。调脂药可分为：①以降甘油三酯为主，降胆固醇为辅的药，主要有贝特类药。②以降胆固醇为主降甘油三酯为辅的药，包括他汀类药。痛风伴血脂异常者，多数人应首选贝特类调脂药，这类药除具有明显的降甘油三酯、降低密度脂蛋白作用外，还有升高高密度脂蛋白和降血尿酸作用。其常用的有非诺贝特（力平脂）、苯扎贝特（必调脂）、吉非贝特（诺衡）等。也可小心联用他汀类药物如阿托伐他汀（立普妥）、氟伐他汀（来适可）。

误区 84. 痛风合并代谢综合征的治疗无讲究

代谢综合征的治疗，减肥是核心。如果单纯的饮食与运动疗法治疗几个月后仍难以控制糖尿病、血脂异常、肥胖、高血压等疾病，应在专业医生的指导下，进行药物治疗。同时切忌心存幻想，以为有了药物就可以放松饮食与运动治疗。

（1）改变生活方式，降低尿酸水平十分重要：每天饮水量应在 2000mL 以上；严格戒烟和各种酒类；避免高嘌呤食物：动物内脏、带鱼、沙丁鱼、凤尾鱼、贝壳类海鲜，豆制品；多进食低嘌呤食物：牛奶、蛋类、米面、麦片、蔬菜、水果；限制长期摄入增加尿酸水平的药品：利尿剂、阿司匹林和环孢霉素等。

（2）降低血尿酸水平的药物：①抑制尿酸生成：别嘌呤醇 100mg/d，近年来欧美各国应用一种新的黄嘌呤氧化酶的抑制剂——非布索酞，对绝大多数痛风和高尿酸血症有效；②促进尿酸排泄：苯溴马隆（痛风利仙）50～100mg/d；③有痛风石沉积，而肾功能减退不明显者，可将别嘌呤醇与苯溴马隆合用，效果较显著。

误区 85. 痛风合并冠心病的治疗无讲究

有不少人认为，痛风合并冠心病的治疗和饮食无特殊讲究。这是不正确的。

(1)饮食控制。痛风患者应注意饮食控制,防止过胖,糖类在总热量中不宜超过 50%～60%,应少吃糖果,以免加重腺嘌呤核苷酸分解,加速尿酸生成。应节制肉食摄入,蛋白质日摄入量以 1g/kg体重左右为宜。应避免进食肝、肾、脑、心、鱼子、沙丁鱼、酵母等富含嘌呤的食物。应戒酒。

(2)避免过度劳累、精神紧张等诱发因素。

(3)应鼓励患者多饮水,保持尿量每天在 2000mL 以上。对血尿酸增高、肾功尚好者可使用促使尿酸排泄和抑制尿酸合成的药物。

(4)对大多数痛风患者尚需认真处理肥胖、高血压、血脂异常、糖尿病等伴发征象。

(5)急性发作期应绝对卧床休息,抬高患肢,可热敷受累关节。可服用秋水仙碱、解热镇痛药等治疗。发作间歇期如血中尿酸增高也要坚持药物治疗。

(6)痛风心脏病变出现心律失常、心功能不全、冠状动脉功能不全的征象应分别处理,但此时多病情复杂,给治疗带来更多的困难。尤其应注意的是,患者肾脏病变多已处晚期,使用洋地黄等主要通过肾脏排泄的药物更要采取慎重的态度。

可选用的降压药物有:血管紧张素转换酶抑制剂,有助于增加肾血流量和排尿酸,如卡托普利(开博通)、依那普利(悦宁定、怡那林)、苯那普利(洛丁新)、福辛普利(蒙洛)、培哚普利(雅施达)等。保钾利尿剂,如氨体舒通和氨苯喋啶,可促进尿酸排泄。慎用的药物有:β受体阻滞剂,美托洛尔(倍他乐克)、阿替洛尔(氨酰心安)。钙拮抗剂,如硝苯地平(心痛定、伲福达)、氨氯地平(络活喜、施慧达)、尼群地平等。它们都可使肾血流减少,尿酸排泄减少。还有排钾利尿剂,如氢氯噻嗪和速尿;有一些降压药有利尿和排钾作用,如吲达帕胺(寿比山);还有一些复方降压药中常含有排钾利尿剂,这些药物在痛风合并高血压、心脏病时,也应慎用。

误区 86. 痛风性肾病的治疗无讲究

有不少人认为,痛风性肾病的治疗和饮食无特殊讲究。这是不正确的。

痛风性肾病的防治最关键的一点是控制高尿酸血症,将血尿酸浓度降下来并维持在正常范围内,方可预防肾损害,减少肾病发生率和延缓肾病发展。

(1)改善生活方式积极治疗基础病。痛风患者预防肾病发生发展的基础是积极有效地控制血尿酸,在此基础上预防和监控肾病,一般患病 3～5 年就应每天测血压、每月测尿常规一次,有条件的每 3～6 个月检测一次尿蛋白排泄量,力争早期发现早期治疗。绝大多数痛风性肾病早期可以治愈,其余早期干预可以极大延缓肾病发展。一旦出现贫血、疲劳、厌食、血压居高不下、视力下降等肾病中晚期症状则难以控制,只有尽早接受正规治疗,而不是到处寻求秘方才能确保患者生命质量。

痛风患者预防肾病还要注意改善生活方式和饮食结构,慎用肾毒性药物。生活方式应改变以往多坐少动的习惯,做一些力所能及的运动,还应戒烟戒酒,控制体重。另外,还要从饮食上加以调理,糖尿病患者在计算出每日总热量的基础上,合理调配糖、蛋白质、脂肪的比例。采取低蛋白质低脂饮食,以摄入优质动物蛋白如奶、蛋、禽肉等为主,如已出现尿蛋白者,则每日每千克体重进食的蛋白质应少于 0.8g,但应防止营养不良。盐的摄入在 5g/d 以下,平时应少吃咸蛋和咸菜等腌制品。如已经出现浮肿,盐的限制更要严格,同时限制饮水量。

对于痛风患者来说,在饮食上必须限制高嘌呤食物。目前已知含嘌呤量大的食物主要有肝、肾、心脏、胰脏等动物内脏,沙丁鱼、凤尾鱼、鳕鱼、马哈鱼等鱼类及其鱼卵,咸猪肉、羊腿肉、野鸡、鸽肉等肉类,痛风患者要少吃或不吃上述食物,可适当选择新鲜猪肉、鸡肉、淡水鱼以及奶类来补充所需的蛋白质;新鲜蔬菜则可多吃些,有利于预防痛风性肾病。

(2)控制高尿酸血症的措施。首先是饮食治疗,包括饮食控制和多饮水。饮食控制的要点在于避免吃各种嘌呤含量高的食物,如动物内脏、鱼、虾、蛤、蟹等海味。肉类也属于控制范围,因进食肉类可使尿呈酸性,尿酸易在肾脏形成结晶而造成肾损害。患者要尽量少饮酒或不饮,因为饮食后血清乳酸含量升高,可使得尿酸由肾脏排泄减少,引起血尿酸浓度升高并诱发肾损害。水果和蔬菜的摄入可使尿液碱化,有利于尿酸排出,减少肾损害,故应多吃些新鲜水果及蔬菜,每日摄入水果 100～200g,摄入新鲜蔬菜 500g,对防治痛风性肾病十分有益。多饮水可因尿液的稀释而有利于尿酸排泄,是防治肾损害不可忽视的措施之一,故患者每日饮水量应在 2000mL 以上,以使尿量达每日 2000～3000mL 左右。

(3)针对痛风的药物治疗应是积极有效的,重点在于促进尿酸排泄,抑制尿酸合成,以及碱化尿液等,根据病情并在医生指导下合理用药。如促进尿酸排泄选择丙磺舒或磺吡酮;抑制尿酸合成选择别嘌呤醇;碱化尿液选择重碳酸钠或碱性合剂等,这些药物可形成组合方案,有计划地用药能取得良好效果。需特别注意的是,要忌用抑制尿酸排泄、分泌及增加尿酸合成的药物,如噻嗪类利尿剂乙胺丁醇、氨苯喋啶、阿司匹林、汞制剂等,应尽量不用或慎用。

在痛风性肾病治疗中,有个环节需要使用含碱性的药物如小苏打,使尿液的 pH 值升高,因为尿酸在碱性环境中不容易形成结晶,就可以减轻其对肾小管的损害。尿酸性肾结石患者,在医生的指导下长期服用小苏打,可以使肾结石缩小。

痛风药物使用误区

误区 87. 痛风患者用药无注意事项

痛风是由于嘌呤代谢紊乱所致的一组慢性疾病,其临床特点为高尿酸血症,病程可达数十年,并且具有间歇性发作的特点。目前治疗痛风的药物有两种,一种为促进尿酸排泄药物,包括羧苯磺酸(丙磺舒)、苯磺唑酮、苯溴马龙(痛风利仙)。在排尿酸的治疗过程中,须口服碳酸氢钠,每日 3～6g,碱化尿液,并多饮水,保持每日尿量在 2000mL 以上,以利于尿酸排出。另一种为抑制尿酸合成药物即别嘌呤醇。别嘌呤醇与排尿酸药合用可以增强疗效,但一般不需要联用。促尿酸排泄药物和抑制尿酸合成药物无消炎止痛作用,并且在使用过程中可促使尿酸进入血液循环,诱导急性发作,可应用秋水仙碱及一些非甾体类抗炎药,如吲哚美辛、布洛芬等。

误区 88. 是痛风就上秋水仙碱

一个相当长的时期对痛风急性发作在治疗上有一个说法,即"痛风上秋水仙碱",也就是说,痛风急性发作首选药物为秋水仙碱。但近年研究人员发现,秋水仙碱是一种不良反应较强的药物,对痛风发作首选秋水仙碱有必要重新考虑,特别是有些难以肯定诊断的患者更不能轻易使用。过去曾有的医生当患者尿酸偏高有关节痛即认为痛风急性发作而草率使用秋水仙碱,常引发负面影响。

秋水仙碱对痛风有特效,开始每小时 0.5mg 或每 2 小时 1mg,至症状缓解或出现恶心、呕吐、腹泻等肠胃道副反应时停用,一般约需 4～8mg,症状可在 6～12 小时内减轻,24～48 小时内控制,以后可给 0.5mg 每日 2～3 次维持数天后停药。肠胃道反应过于剧烈者可将此药 1～2mg 溶于 200mL 生理盐水中,于 5～10 分钟内缓慢静脉注入,但应注意勿使药物外漏,视病情需要 6～8 小时后可再注射,有肾功能减退者 24 小时内不宜超过 3mg。由于临床疗效卓著,对诊断困难病例可作试验性治疗,有助于鉴别诊断。在秋水仙碱治疗过程中,应注意白细胞降低及秃发等反应。

目前认为,即使对痛诊断明确,也不主张连续服药,多采取在预感发作前服用秋水仙碱 1 片,疼痛一旦消失,则应立即停药,以免发生毒副反应。

误区89. 痛风患者都可用秋水仙碱

有下列情况的痛风患者不宜使用秋水仙碱:①有白细胞减低、血小板减低或贫血明显者;②有慢性或急性肝病,尤其是伴有肝功能不正常者;③有较重的胃肠病,例如胃及十二指肠溃疡活动期、慢性胃炎发作期、慢性肠炎发作期及各类急性胃肠炎、急慢性食管炎者;④有肾脏病,尤其是有肾功能减退者;⑤过敏性体质的痛风患者。

误区90. 秋水仙碱无毒性与不良反应

秋水仙碱是一种细胞毒药物,对细胞浆内的微管功能有抑制作用,在痛风急性发作时,通过它抑制中性粒细胞的趋化性,减轻局部炎症反应。因此它是一个对急性痛风发作非常有效的药物。

秋水仙碱可引起严重恶心、呕吐、腹泻等肠胃道副作用。秋水仙碱引起的腹泻可造成严重的电解质紊乱,尤其在老年人可有严重的后果。合并溃疡病的患者忌口服。此外,应注意如白细胞降低、脱发、肌病、肝肾功能损害等副反应。静脉注射时,应注意缓慢注射(>2～5 分钟),切勿使药物外漏。

误区 91. 痛风大不了是关节痛,吃点止痛药就行

临床上痛风可表现分为急性关节炎期、痛风石及慢性关节炎期、肾脏病变。在急性关节炎期,午夜或清晨突发的单侧拇指及第 1 跖趾关节剧痛最常见,也是患者就诊的主要原因,但也可表现为踝、膝、腕、指和肘关节的疼痛。到了慢性关节炎期,可出现关节肿胀、畸形,从而影响关节活动。肾脏病变表现两个方面,一为痛风性肾病,早期出现蛋白尿和夜尿增多,晚期可出现肾功能不全尿毒症。二为尿酸性肾结石病,可引起肾绞痛、肾积水等。因此,痛风不仅会关节痛,还会引起关节的畸形、肾损害。目前大量证据表明,高尿酸血症与高血压、血脂异常、高血糖及心血管疾病在发病机理上密切相关,另外,高尿酸血症也是动脉粥样硬化的危险因素,心脑血管病伴发高尿酸血症的患者,易诱发急性心肌梗死和中风。

误区 92. 痛风的治疗以抗炎镇痛为主

痛风的治疗应从三方面入手,一是减少尿酸的产生。可服用抑制尿酸生成的药物,如别嘌呤醇,服药期间应大量饮水并服苏打片碱化尿液。二是促进尿酸的排泄。大量饮水每天在 2L 以上。可服用促进尿酸排泄的药物,如苯溴马隆(立加利仙)。三是控制饮食。适当控制高嘌呤的食物摄入。

临床上在急性痛风性关节炎时,应卧床、抬高患肢,避免负重,迅速给予特效药物秋水仙碱,并辅以抗炎镇痛药物。

误区 93. 长期服用解热镇痛药

为消除急性炎症反应,解除疼痛,终止发作,医生常给痛风急性发作患者开吲哚美辛等解热镇痛药,而且剂量较大,每日服用次数也

较多。但此类药既不影响尿酸代谢,也不增加尿酸排泄,属于对症治疗,并非对因治疗。而且此类药物不良反应较多,除严重胃肠道反应外,还可引起不同程度的肾功能损害。因此,一旦急性发作过后,即应快速减药,短期内停药。有专家在临床诊治过程中曾遇见一位痛风患者,饱受痛风反复发作之苦。他听人说吲哚美辛可预防痛风急性发作,故每日超常规剂量服用。一年后化验发现,他的血肌酐(肾功能不全的主要指标)已升高超过正常值的一倍。医生怀疑这可能与患者长期服用吲哚美辛有关,随即让患者停药,不久肾功能即恢复。

其他一些痛风患者听说吲哚美辛可预防痛风发作,亦自行盲目长期使用,但这类抗炎药,不能降低血尿酸,从病因上预防急性发作,并且有较多的不良反应,如严重胃肠道反应,肝、肾损害等。同时,痛风急性发作的频度有较大的个体差异,有的人一生中仅发作一次。因此,对许多痛风患者来说,在急性发作终止后,即尽快减量,短期内停药,尤其是初发或偶尔发作的患者,在血尿酸恢复正常范围应该停用。另外,在应用降血尿酸药时,尤其是治疗初期,可因血尿酸波动而诱发痛风急性发作,可予维持量抗炎药治疗。对频繁急性发作者也许要小剂量较长期预防性应用。因此,痛风急性发作后,需长期服用吲哚美辛等解热镇痛药也是一种认识误区。

误区 94. 滥用激素

糖皮质激素对许多关节炎有较好的止痛效果,但因为不良反应较多,所以不能滥用,更不要长期应用。因为静脉使用地塞米松(皮质激素类药物)有可导致高血压、肥胖、糖尿病等不良反应。

误区 95. 痛风发作时,需用青霉素消炎

痛风急性发作时,受累关节(大拇趾、足背)局部常出现显著的

红、肿、热、痛和功能障碍,严重病例还可出现发热、血白细胞升高等现象。此时医生若不仔细询问病史,不查血尿酸,很容易误诊为局部感染,随即给予青霉素治疗。这是痛风治疗中最为常见的误区。

曾有过不少患者应用青霉素等抗生素行抗感染治疗,认为青霉素有效,因为急性痛风性关节炎可于发病3～7天自行缓解,常常会被患者误认为是青霉素的疗效,事实上结果正相反。这种好转其实并非青霉素之功,随着痛风发作时间的延长,青霉素就不再"有效"了。青霉素等抗生素大多由肾脏排出,而尿酸也要由肾脏排出,它们走的是同一个通道。由于抗生素占据了一定的空间,所以尿酸的排泄就要减少,这样反而会使血尿酸升高,从而加重病情。

事实上,青霉素等抗生素对痛风急性发作不但无效,而且可能加重病情。这是因为:注入体内的抗生素大多由肾脏排泄,而痛风的罪魁祸首——尿酸也由肾脏排泄,大家都从一个出口往外挤,青霉素跑出去多了,尿酸自然就跑出去少了。肾脏排尿酸减少,血尿酸必然升高,病情也会随之加重。因此,在痛风发作时,不推荐使用抗生素。只有当痛风石破溃并发感染时,才可酌情使用抗生素治疗,并尽量选用肾毒性较小的药物。

临床上在急性痛风性关节炎时,应卧床、抬高患肢,避免负重,迅速给予特效药物秋水仙碱,越早应用效果越好,在发作间歇期和慢性期则主要予以降尿酸药物以维持血尿酸正常水平。常用药物有两类,一类是促进尿酸排泄的药物,如苯溴马隆(立加利仙),另一类是抑制尿酸生成的药物,如别嘌呤醇,服药期间应大量饮水并服苏打片碱化尿液。

误区 96. 关节疼痛时服药不正确

大部分痛风患者都服用过"秋水仙碱、别嘌呤醇、痛风利仙"等药物,所以当关节疼痛时,就马上同时服用上述药物,结果,许多患者不但疼痛无好转,而且本来不痛的关节也开始疼痛,本来3～5天能止痛的关节炎反而迁延十余天不愈。问题就出在此时不该用而用了降尿酸药物。因为,降尿酸药物常会诱发或加重关节炎急性发作。所以关节疼痛时一般不用降尿酸药物。

误区 97. 选择控制痛风急性发作的药物,其用法用量不当

目前控制痛风急性发作的药物有三类:秋水仙碱、非甾体类抗炎药(如芬必得等)、糖皮质激素类。以上药物使用不当均会产生一定不良反应。秋水仙碱每小时服用 0.5～0.6mg,直到患者出现腹泻等胃肠道症状的用法。因为这种用法用量可造成患者水电解质及酸碱失衡,所以不被推荐。非甾体类抗炎药,止痛不完全,对胃肠、心血管及肾功均有不利影响。糖皮质激素类药对高血压、糖尿病、结核等均有不利影响,正确合理的选用此类药物,一定要权衡利弊,个体化用药。

误区 98. 急性期过后的用药问题无讲究

痛风性关节炎急性期的治疗首先需要消炎止痛。最有效的药物是秋水仙碱,每两小时口服一片,多数在服 4～6 片时可达到止痛效果,这是国际上公认的痛风性关节炎消炎止痛的最佳治疗方法。但是,由于秋水仙碱的起效剂量与出现不良反应(主要是腹泻)的剂量非常接近,甚至重叠,有一部分患者在出现不良反应时才表现出疗效,所以,国内的医生对秋水仙碱治疗痛风性关节炎,多数持审慎态度。消炎止痛药如扶他林、莫比可等对痛风性关节炎也有良好的疗效。严重者可以注射双氯芬酸针剂或可塞风针剂。

降低血尿酸的药物有两类:抑制尿酸形成的药物和促进尿酸从肾脏排泄的药物。抑制尿酸形成的药物——别嘌呤醇,临床应用最广,各种痛风和高尿酸血症的患者都可以用,仅少数患者出现轻度的肝功能损害,停药和护肝治疗后可以恢复。促进尿酸排泄的药物,如

立加利仙和丙磺舒,可以有效地降低血尿酸。但它们在促进尿酸从肾脏排泄的同时,由于尿液中的尿酸浓度高,如果形成结晶,会加重痛风性肾病。所以,使用促进尿酸排泄的药物时需要注意几个问题:①同时口服小苏打,减轻尿液中尿酸盐结晶的形成;②注意有无夜尿增多现象和超声波检查有无肾结石,如有夜尿增多现象或肾结石,宜少用促进尿酸排泄的药物。

误区99. 痛风急慢性期均可使用降尿酸药

降尿酸药包括三大类:第一类为抑制尿酸合成药,代表药是别嘌呤醇;第二类为促进肾脏排泄药,代表药是丙磺舒;第三类药是促进肠道排泄尿酸药,代表药是爱西特。

痛风急性关节炎发作期,多在夜间突然发作,以拇趾及第一跖趾关节为多见,表现为剧痛、肿胀、皮肤暗红。在此期间有些患者急于使用降尿酸药,这种做法适得其反。因为当关节炎急性发作时,体内促肾上腺皮质素骤然增加、肾脏排尿酸量增多,血尿酸下降,此时再用降尿酸药,血尿酸水平会迅速降低,以致关节内外尿酸水平悬殊,关节炎反而加重。正确的做法是急性关节炎发作时尽量不用降尿酸药。急性期给予一般性处理,如卧床休息、抬高患肢、局部冷敷、大量饮水、应用秋水仙碱和吲哚美辛或布洛芬等。痛风的间歇期再系统地应用降尿酸药。可谓急则治其标,缓则治其本。

误区100. 降尿酸治疗的药物选择没有针对性

痛风在间歇期采用降尿酸的治疗以推迟或阻止急性发作,对减轻关节、肾脏等组织的损害十分重要。痛风患者血尿酸升高大体可分为:①体内尿酸生成过多;②肾脏尿酸排泄减少。因此痛风者降尿酸的方案是因人而异的,需在专科医生指导下合理选择药物,避免在此时加重肾脏损害或诱发出急性痛风,对已合并肾脏、肝脏损害的患者,应避开某些药物的不良反应。

误区 101. 急性发作期能应用降低尿酸的药物

在急性发作期,主要用秋水仙碱、非甾体类抗炎药、促肾上腺皮质激素等药物,治疗越早越好。

在急性发作期,应用抑制尿酸生成药别嘌呤醇及排尿酸药丙磺舒、苯磺唑酮等,反而有可能引起痛风的急性发作,因为服用这类药物后,会引起血尿酸浓度的突然降低,使关节中早已存在的尿酸钠结晶释放、溶解,又会出现一个短暂高尿酸血症和痛风的发作。所以,在痛风急性发作时,需用秋水仙碱、非甾体类抗炎药等控制一段时间后,再用抑制或排尿酸的药物,并且与秋水仙碱、非甾体类抗炎药怡美力、莫比可、双氯芬酸钠(扶他林)、萘普酮等合并用药一段时期。这时,秋水仙碱的用量可减至每日 0.5～1mg,非甾体类抗炎药也用较小的剂量,一旦有急性发作的先兆症状,则可适当加大它们的剂量。

痛风急性发作,降尿酸药无法控制关节炎症,相反因为其降低血尿酸水平,使关节内痛风石溶解形成的晶体,会加重关节的炎症或(和)引起转移性痛风。故应该等急性期炎症控制后再用降尿酸药。

误区 102. 选择降尿酸药物不当

降尿酸药物分为三类:促尿酸排泄药(如丙磺舒、苯溴马隆等),抑制尿酸合成药(如别嘌呤醇、非布索坦),促尿酸分解药(如拉布立酶等)这些药物均有一定的不良反应。有的药可发生严重的超敏反应,要特别注意。这些药物要遵循以下原则:60 岁以下,肾功能正常,无痛风石,正常饮食下,24 小时尿酸低于 700mg,疾病处于早中期,以选择促排尿酸药为主。中等程度以上肾功损害或有痛风石,疾病处于中、晚期者,以选择抑制尿酸合成的药物或选择促尿酸分解的药物为主。

误区 103. 害怕药物不良反应，拒绝用药

在临床上，许多患者认为药物不良反应大，因此不愿长期接受药物治疗。一些患者则采取所谓的"饮食控制"疗法，企图通过单纯的饮食控制，达到降低血尿酸水平的目的。

控制血尿酸水平是防止痛风的关键因素。人体内 70%～80% 的尿酸是自体产生，只有 20%～30% 来源于饮食等外来因素。对于血尿酸水平较高的患者，单纯通过饮食等其他非药物治疗，往往难以使血尿酸降低到理想水平，大都需要应用药物进行治疗。

固然，任何一种药物都有不良反应，但是对于降尿酸药物来讲，只要应用适当，不良反应还是很小的，患者不必过分紧张。

误区 104. 肾损害者仍继续使用排尿酸药

痛风利仙虽为特效降尿酸药，但毕竟还属排尿酸之列，与过去常用药物丙磺舒一样，均通过肾脏促排，使尿中尿酸增加而达到降低血尿酸的目的。一方面，尿中尿酸增加可诱发尿酸性肾结石，这对痛风患者不利。另一方面，如痛风已发展到有肾损害的地步，即使利用外力来促排，收效也甚微。因此，痛风利仙仅适用于血尿酸增高、肾功能尚好的患者。对于年龄大于 60 岁、可疑尿路结石者也应慎用。

误区 105. 擅自加大药物剂量

血尿酸升高是痛风发作的关键因素，这使许多患者误认为迅速将血尿酸水平降低就可避免痛风发作。为此，一些患者擅自将药物剂量加大，期望血尿酸可以在短期内降至较低水平。

其实，这样做往往会适得其反。因为当较高水平的血尿酸快速

降低时,一方面可以使已经沉积在关节及其周围组织的不溶性尿酸盐结晶脱落,另一方面可以使血尿酸在关节腔内沉积,从而导致急性痛风性关节炎发作。为此,许多临床医生建议患者缓慢降低血尿酸水平。必要时,患者可在医生指导下,联合使用降尿酸药物和秋水仙碱或非甾体消炎药,以防引发急性痛风性关节炎。

误区 106. 应用降尿酸药没有注意事项

首先,不是每一位痛风患者都应常年服用降尿酸药,只有每年关节炎急性发作 2～3 次以上,有痛风石和肾功损害或经饮食控制、停用影响尿酸药物后血尿酸仍持续大于 $540\mu mol/L(9mg/dL)$ 尿酸排泄量超过 1100mg 的患者,才应该服用降尿酸药。

要想降低体内的尿酸水平,一方面可以促进尿酸排泄,另一方面也可以抑制尿酸生成。同样道理降尿酸药物也是从这两个方向入手,分为排尿酸药和抑制尿酸合成药。

排尿酸药适用于肾功正常或轻度损害、无痛风石和肾结石,且在正常饮食下,血尿酸持续>$540\mu mol/L(9mg/dL)$者。常用药物为丙磺舒和苯溴马隆(痛风利仙)。抑制尿酸合成药用于排尿酸药治疗无效或不能耐受;有中等程度以上的肾功损害;血尿酸增高,且在普通饮食情况下,尿尿酸每天大于 900mg;血尿酸高于 $540\mu mol/L$($9mg/dL$),并有痛风石的患者。别嘌呤醇为常用此类药物。排尿酸药和抑制尿酸合成药的联合应用,适用血尿酸升高明显,有大量痛风石沉积,无明显肾损害者。应用药物方法有两种:一种方法是丙磺舒加别嘌呤醇,另一种方法是应用通益风宁片(含别嘌呤醇和苯溴马隆)。

痛风常合并糖尿病、高血压、心脏病,因此患者在服用降尿酸药的同时,还会应用一些降糖药、降压药和利尿剂,此时合并用药要特别慎重。

此外,阿司匹林、吡嗪酰胺、乙胺丁醇及含铅类药物,有抑制尿酸排泄的作用,降尿酸药物与上述药物合用时,如血尿酸下降不理想,应考虑上述药物的影响因素,可调整药物剂量。

误区 107. 不分情况使用别嘌呤醇

不管血尿酸升高的原因是什么,也不管痛风发作是在急性期还是慢性期,一律都用别嘌呤醇治疗。

别嘌呤醇的主要作用是促进排泄,而痛风在急性期需要保持血尿酸的稳定,主要进行消炎治疗,如果这时急于使用别嘌呤醇促进尿酸排泄,会导致关节炎加重,并延长发病时间,延误治疗。

误区 108. 别嘌呤醇开始剂量就较大

有许多痛风患者认为,别嘌呤醇开始剂量就较大。其实不然。

别嘌呤醇片是一种常用的降尿酸药物,它通过抑制尿酸合成而使血尿酸水平降低,也是目前国内唯一抑制尿酸合成的药物,适用于痛风患者的日常治疗。服别嘌呤醇片应从小剂量开始,每日 1 片,服 2~3 天,逐渐增加剂量至每日 2~3 片,让血尿酸浓度慢慢下降。因为一旦血尿酸快速下降至较低水平,就会促使关节内痛风石表面溶解,形成不溶性结晶。如果白细胞吞噬结晶后破裂,释放多种炎症介质,可诱发急性痛风发作或使急性关节炎迁延不愈。在痛风关节炎间歇期,如血尿酸快速下降至较低水平,反而会诱发急性关节炎发作。因此,在服别嘌呤醇片的同时也可加服碱性药,以帮助尿酸结晶溶解。

还有些痛风患者在工作中常有无法推托的应酬,饭桌上难免会酒肉过量,这种情况也可以提前服用别嘌呤醇片。因服用别嘌呤醇后 1~2 天之内血尿酸浓度开始下降,7~14 天降到最低,所以最好在一周前就服用。当然,只有持续服用才可维持稳定的血尿酸浓度。而痛风患者最好还是应该严格控制饮食和禁酒,这样才有利于症状的恢复。

误区 109. 别嘌呤醇与肝功异常无关

痛风患者转氨酶升高并不少见,影响痛风患者转氨酶升高的因素并非仅限于药物别嘌呤醇不良反应。目前由于很多人饮食不节,营养不平衡,患有代谢综合征的患者迅速增加,代谢综合征包括肥胖症、血脂异常、高血压病、糖尿病、肝脏脂肪变、高尿酸血症(包括痛风)等病。据统计,痛风伴发脂肪肝者占全部痛风患者的50%以上。患脂肪肝的人中,有相当多的人转氨酶增高,所以痛风患者转氨酶增高最常见的原因是肝脏脂肪变。另外有些减肥、调脂、降压、降糖药也会损害肝脏,使转氨酶升高。痛风本身也常伴肝脏损害,对痛风患者肝脏活检发现,肝间质有炎性改变,肝细胞水肿,中心小叶脂肪浸润,周围毛细血管胶原化等变化,这些也是转氨酶升高的因素之一。

别嘌呤醇有影响肝脏功能的不良反应,如有转氨酶增高时则应:①检查是否应用了影响肝功能的其他药物。如正在使用,在医生指导下将其停用,或改用不影响肝功能的药物,继续服别嘌呤醇,一个月后复查肝功,根据化验结果酌情处理。②停服别嘌呤醇20~30天观察转氨酶变化,如转氨酶明显下降或降至正常,转氨酶高可能是本药所致,否则与其无关;如确是别嘌呤醇所致,可更换降尿酸药并进一步观察肝功的变化。③如经多方检查仍难以确定转氨酶升高之原因,可在用别嘌呤醇的同时加服保肝降酶药,定期复查肝功。

还要提醒痛风患者,痛风很少单独存在,它多伴发代谢综合征中的一种或几种病,这些伴发与痛风相互影响,所以必须对所有伴发疾病统筹考虑,制订全面的治疗方案,进行积极持久的治疗,并尽量将每一种伴发病的治疗结果达到医生规定的疗效指标。

误区 110. 需用降尿酸的患者都可使用苯溴马隆

有许多痛风患者认为,需用降尿酸的患者都可使用苯溴马隆。其实不然。

由于苯溴马隆(痛风利仙)降尿酸作用十分显著,不良反应相对较少,而别嘌呤醇患者担心其有严重的不良反应又不敢用,甚至认为这两种药都能降血尿酸,还是选苯溴马隆好。这亦是一种认识误区。其一,苯溴马隆可以增加尿酸从肾脏排泄,而别嘌呤醇可以减少尿酸在体内形成。因此,两者虽然都能降血尿酸,但却是属于两类不同的降尿酸药,适合不同的患者应用。其二,苯溴马隆增加尿酸从肾脏排出就使尿尿酸增加,在一定情况下可诱发或加重尿酸性肾病和尿酸性肾结石,这对痛风患者是不利的。其三,苯溴马隆增加尿酸从肾脏排泄必须患者的肾功能正常或较好时才能达到目的。否则,不但不能增加尿酸排出体外,反而因尿酸盐在肾脏沉积加重肾损害。因此,苯溴马隆这类排尿酸药适合于肾功能正常或轻度损害及尿尿酸排出减少的患者。对于 60 岁以上,可疑尿路结石者亦应慎用。

误区 111. 使用苯溴马隆(痛风利仙)无需定期检查肝功

苯溴马隆(痛风利仙、苯豆香豆素)系抗痛风药,可迅速降低血清中过高的尿酸含量,并抑制尿酸再吸收,可用于原发性高尿酸血症和各种原因引起的痛风以及继发性高尿酸血症。过去对本药的使用说明仅强调了对肾脏的不良影响,因此,禁用于中等或严重肾功能障碍的患者和孕妇,对肝功能的影响多没有介绍。但近年发现,使用苯溴马隆可引起重症肝炎,有的患者可因此导致死亡。虽然引起重症肝炎并不多见,但早期发现完全可以恢复正常,如果一旦发现较晚,则可引起严重后果,因此要唤起使用苯溴马隆患者的警惕,用药过程中要定期检查肝功能。目前强调,用药期间至少每 3 个月要检查一次肝功;同时应了解,使用此药有可能引起肝功能障碍,一旦发现食欲不振、全身倦怠、恶心、呕吐、腹泻、发热、尿黄染以及结膜黄染时,必须立即停止服药,去医院进行肝功能检查,并由医生妥善处理。另外,肝功能障碍患者,忌服用本药。用药前也要检查肝功能,如有异常要改用其他抗尿酸药物。

误区 112. 服用抗痛风药无需多喝水

抗痛风药的使用是控制痛风发作,延缓病情进展,缓解症状的主要手段,常用秋水仙碱、丙磺舒、苯溴马隆和别嘌呤醇等 4 种药物。使用抗痛风药期间有诸多注意事项,药物不同,注意事项不同,要求患者服药前一定要仔细阅读说明书,了解其注意事项。当然,抗痛风药的使用也有一些共同点,主要涉及以下两个方面。

(1)从小剂量开始:用药都要从小剂量开始,逐渐调整剂量至控制量。一旦病情得到有效控制,即尿酸下降、症状缓解后,应减小剂量至维持量,需要维持用药 3～6 个月。

(2)服药时多喝水:用药期间必须多喝水,并使尿液呈中性或碱性,特别是在服用丙磺舒、苯溴马隆和别嘌呤醇期间,尤其要注意这一点。这是由于抗痛风药能够促进尿酸盐大量从关节移出并经由肾脏排泄。如果患者喝水少,尿液呈酸性,那么,尿酸盐就易在泌尿道沉积并形成尿结晶、尿结石,对肾脏功能造成损害。所以,患者在服用抗痛风药期间,务必要把多喝水作为一项重要防治措施,每日饮水量不少于 2500mL,同时,加服碳酸氢钠或枸橼酸钾等碱性药物,以提高用药安全性,促进病情改善。

误区 113. 痛风患者能服阿司匹林

阿司匹林对尿酸代谢有双重作用,大剂量服用比如每天多于 3g,可使尿酸排泄增多;中等剂量服用,每天 1～2g 可抑制肾小管排泄尿酸,即便是小剂量(每天小于 0.5g)服用阿司匹林的心脑血管患者,也要当心药物诱发痛风发作。

(1)痛风患者慎用小剂量阿司匹林。阿司匹林为非甾体类抗炎药,具有抑制血小板聚集的作用,可用于预防动脉粥样硬化、心肌梗死、一过性脑缺血及脑卒中等,但是小剂量使用阿司匹林可使尿酸排泄减少,易感者可出现痛风发作。所以,痛风患者应慎用小剂量阿司匹林。

如必须服用小剂量阿司匹林,则可适当加大抗痛风药物的剂量,但一定不要盲目加量,应先监测血中尿酸水平,因为患者对药物会产生个体差异,即每个患者对药物的反应都不一样,应当确定所服用的阿司匹林影响了抗痛风药物的疗效时,再适当增加其剂量,增加药物剂量的同时还要密切监测血中尿酸水平,以及药物不良反应如胃肠道反应,肝肾功能、血常规有无异常。

(2)阿司匹林不宜与丙磺舒合用。丙磺舒和别嘌呤醇都是用于治疗痛风的药物,丙磺舒主要是促进尿酸排泄,而别嘌呤醇则是抑制尿酸合成,两者通过不同的机理都可降低尿酸水平。阿司匹林不宜与丙磺舒合用,这是因为阿司匹林能够抑制丙磺舒排泄尿酸的作用,但并没有相关的资料证明阿司匹林不能与别嘌呤醇合用。

(3)可选噻氯吡啶或氯吡格雷代替阿司匹林。痛风患者为预防腔隙脑梗再度发作,可选用噻氯吡啶或氯吡格雷(以上两种药物有很多商品名,请注意鉴别)代替阿司匹林作为预防用药。噻氯吡啶和氯吡格雷均为血小板聚集抑制药,可用于预防和治疗因血小板的高聚集引起的心、脑及其他动脉循环障碍疾病,比如近期发作的脑卒中。噻氯吡啶和氯吡格雷的不良反应主要包括消化系统症状如恶心、呕吐、腹泻等,血液系统症状如出血、血小板减少等。两药可以在进食时服用,以减轻胃肠道的不良反应。服药期间还应定期监测血常规,对于严重肾功能损害的患者,还应密切监测肾功能,同时也应该定期监测尿酸水平。

误区 114. 长期使用某些影响尿酸代谢的药物

一个具有多种代谢紊乱的痛风患者,往往需几种药物联合治疗,而有些降压、抗凝等药物将影响血尿酸的代谢,如利尿剂、阿司匹林(小剂量≤2g/d)、烟酸类均可降低肾脏对尿酸的排泄使血尿酸升高。其他如抗结核药吡嗪酰胺和乙胺丁醇、广泛应用于器官移植的环孢霉素也导致了继发性痛风发病率的升高。因此,对必须使用这类药物的患者,可选择同类药物中对尿酸代谢没有影响的。因为它们不仅仅是影响尿酸的代谢,而主要的是对脏器的损害。

痛风患者在积极服药治疗的同时,还必须注意有些药最好不用或慎用。这些药物有青霉素、四环素、免疫抑制剂(环孢素 A、硫唑嘌呤)、利尿剂、含利尿剂的降压药(珍菊降压片、寿比山、复方降压片)、抗结核药(利福平、雷米封、吡嗪酰胺、乙胺丁醇)以及烟酸(维生素 B_1、维生素 B_2)也会导致尿酸升高。阿司匹林、华法令等药。因为有些药物影响尿酸的排泄,服后使体内尿酸浓度升高,可诱发急性痛风性关节炎发作或加重痛风性关节炎的症状。另外维生素 C 和维生素 D 也应慎用,因其可促进泌尿系结石形成,加速痛风患者肾脏的损伤。

长期服用上述药物的痛风患者一定要定期检测血尿酸。若血尿酸长期升高,不但容易导致痛风发作,而且血中的尿酸盐容易沉积在肾脏、关节等部位而引起器质性病变,尤其是肾脏,高浓度尿酸盐在肾组织内沉积可导致痛风性肾病,乃至肾功能衰竭的发生。

误区 115. 痛风患者可随意应用利尿剂

痛风患者应注意对肾脏的保养,因为痛风的发生常常和血中的尿酸水平,即血尿酸浓度关系密切,而很大一部分的尿酸需要通过肾排出体外。利尿剂是很多患者经常使用的降血压药物,但降压的同时它也会降低肾脏排出尿酸的能力,所以说痛风患者可以不服用利尿剂的时候,就尽量不要用。

对于老年女性,利尿剂继发的代谢不良反应,特别是高尿酸血症,常可导致痛风,令老人痛苦不堪。换而言之,有痛风或高尿酸血症的人,不可服用利尿剂来应对高血压等疾病。

老年人使用利尿剂还易使其血液黏稠度增加而导致中风的危险性增高。由于老年人的肾功能储备减退,利尿剂的使用又会增加肾前性尿毒症发生的可能性。

在常用的各类降压药中,利尿剂已被公认为基础降压药。最常见的复方降压制剂,如珍菊降压片、复方降压片、复方卡托普利、海捷亚、复方代文、安搏诺等,都是以小剂量利尿剂为基础加上其他降压药制成的复方片剂,以达到互相取长补短、增强降压疗效的目的。在联合用药中,利尿剂主要是作用于肾小管,促进排钠、排水、扩张血管降血压。

但是,调查发现,高血压患者服用利尿剂,如双氢克尿噻(氢氯噻嗪)、吲达帕胺、速尿(呋噻米)等降压药后,可出现血尿酸升高的不良反应,发生率高达 $30\% \sim 40\%$。这是由于利尿剂引起肾小管对尿酸盐的重吸收增加,患者肾动脉硬化,肾血流量减少,肾小管功能受损,致使尿酸盐更排不出去。除了使血尿酸升高以外,尿酸盐还可沉积在肾小管间质内,逐步堆积形成肾结石,进一步损害肾脏,加重高血压。因此,高血压患者尤其有肥胖、高血脂、糖代谢异常的代谢综合征患者,由于血尿酸升高,应当禁服利尿剂,否则血压虽然控制了,但发生了心脑血管病变及痛风,使得病情“雪上加霜”。

痛风患者需慎用利尿剂,不代表就完全不可以服用利尿剂。若是患者的高血压情况已非常严重了,到了非使用利尿剂不可的程度,还是可以服用该药的。在服用利尿剂的同时可以适当在医生指导下,服用一些调节体内尿酸水平的药物。

因此在服用利尿药期间(排钾利尿剂如双克、速尿、利尿酸钠等),一定要多补充些富含钾的食物,如绿豆、豌豆、蚕豆、红豆、大豆、香菇、花菇、草菇、黄花菜、紫菜、海带、干贝类、虾仁、香蕉、花生等。这样可以预防或治疗因利尿剂引起电解质紊乱而产生的一些不良反应。豆类、菇类、海鲜不适合痛风患者食用,因此痛风患者,可选择紫菜、海带、香蕉、芹菜、西红柿来补充钾。

总之,有血尿酸升高、痛风发作病史的高血压患者禁服任何利尿剂,以免加重痛风发作,无法满意控制血压。对血尿酸正常的高血压患者服用利尿剂,即使是小剂量,也须注意定期检测血尿酸。因为有的患者,平时尿酸正常,服用利尿剂会升高,停服会正常。

误区 116. 常用降压药对痛风无明显的影响

有不少人认为,常用降压药对痛风无明显的影响。这是不正确的。

(1)利尿降压药:几乎所有排钾利尿药(如噻嗪类利尿药和利尿酸等)都有抑制尿酸排泄作用,长时间应用都可能抑制尿酸排泄,升高血尿酸水平,促发或加重痛风。约20%高尿酸血症患者为利尿药所引起,绝大部分与噻嗪类利尿药有关。目前不少复方降压药(复方降压片、降压 0 号胶囊、复方罗布麻片等)中都含有利尿药。因为这些降压药效果尚好、易耐受、价廉,是多数高血压患者的常用药。因此,高血压患者合并高尿酸血或痛风时不宜应用此类降压药。乙酰唑胺(醋氮磺胺或利水胺)对有水肿的子痫患者有较好的利尿降压作用,但该药也能引起高尿酸血症,但不如噻嗪类利尿药严重,需要时可协助降压治疗。

噻嗪类利尿药不但阻碍尿酸排泄,还影响嘌呤、糖、脂质代谢,所以高血压伴发痛风、糖尿病、脂质紊乱症等病的患者,尽量不要长期用含排钾利尿的药物。保钾利尿的螺内酯、氨苯喋啶等均有降压、降尿酸的双重作用。

利尿药有干扰尿酸排泄的不良反应,长期应用可以使血尿酸升高,诱发或加重痛风,建议服用这类药物的高血压患者定期检查血尿酸。

双氢克尿噻是一种温和的、很常见的降压药。这类降压药相对廉价,降压效果好,所以很多高血压患者服用这类药物维持血压。这类药物尽管降压有功,但却可继发代谢方面的不良反应,不但会干扰尿酸从肾小管的排泄,而且还影响嘌呤、糖、脂质代谢,因此,临床上常可见到高血压患者伴发痛风、糖尿病、脂质紊乱症等病。而在高尿酸血症患者中,也有相当一部分患者是由于服用利尿药所致。这种药物性高尿酸血症是可逆的,停药后很快就可以恢复正常。

高血压患者,特别是患有痛风、糖尿病、血脂异常等代谢综合征的患者,在长期服用噻嗪类利尿药降压时,应定期检查血尿酸,了解利尿剂对身体的影响。同时,尽量不要长期用有排钾利尿作用的药物,比较好的方法是服用一段时间利尿剂后,在医生指导下改换一下其他降压药,以避免诱发痛风。

高尿酸血症患者中,有相当部分是因利尿药所致,但这种因药物导致的高尿酸血症是可逆的,停药后会很快恢复正常。因此,高血压患者尽量不要长期使用排钾利尿的药,比较好的方法是服用一段时间后,改用其他降压药,以避免诱发痛风。当然,在此过程中,要坚持监测并控制好血压。

(2)β受体阻滞药:长期服用普萘洛尔(心得安)、阿替洛尔(氨酰心安)、美托洛尔(倍他乐克)、喷布洛尔(环戊丁心安)或塞利洛尔(得来恩)可以引起血尿酸升高。

(3)钙拮抗药:钙拮抗药种类较多,其降压作用和对血尿酸影响也不一样。长期服用能引起血尿酸升高的钙通道阻滞药有尼索地平(硝苯异丙啶)、西尼地平、巴尼地平、硝苯地平(心痛定)、尼卡地平(硝苯苄胺啶)和地尔硫卓。尼群地平(硝苯甲乙吡啶)对血尿酸影响较小。氨氯地平(络活喜)和左氨氯地平(施慧达)对血尿酸几无影响,可用于高血压患者。由于降压药的个体差异,在应用过程中应注意监测血尿酸水平。

(4)血管紧张素转换酶抑制药:目前,有关此类降压药对血尿酸的影响意见尚不一致。有些学者认为,血管紧张素转换酶抑制药,如贝那普利、赖诺普利(帝益洛)能扩张肾血管,使肾血流量增加,促进尿酸排泄,降低血尿酸水平。另有人发现,不少高血压患者应用此类药(如贝那普利)后血尿酸水平升高,更换降压药后血尿酸水平恢复正常。因此,高血压患者如需应用此类降压药时要严密观察血尿酸水平,发现异常,及时停用换药。

(5)血管紧张素Ⅱ受体阻滞药:此类降压药具有良好降压作用。有报道,氯沙坦、替米沙坦、坎地沙坦和奥美沙坦偶可引起痛风。厄贝沙坦和氢氯噻嗪也可升高血尿酸水平。非肽类选择性血管紧张素Ⅱ受体阻滞药依普罗沙坦不影响血尿酸水平。

(6)α₁受体阻滞药:如哌唑嗪、布那唑嗪和多沙唑嗪(必亚欣)降压治疗时,对血尿酸无明显影响。选择性 α₁受体阻滞药萘哌地尔有使血尿酸升高的报道。

总之,高血压患者,尤其是伴高尿酸血症和痛风的患者,应尽量选择这几类药物中对血尿酸无负面影响或影响小的降压药,即使用同一种降压药,对血尿酸的影响也有个体差异。所以患者在长期用这些降压药的过程中,要经常检测血尿酸的浓度,如用某种降压药后血尿酸水平不断升高,应换药或增加降尿酸药的用量,使血尿酸保持正常水平,以防发生痛风。

误区 117. 痛风合并高血压时选药无讲究

有不少人认为,痛风合并高血压时选药无讲究。这是不正确的。

(1)血管紧张素Ⅱ受体拮抗药:这类药物不但具有良好的降压、防治心肌增厚、改善心衰的作用,还有增加肾脏血流量,加速尿液、尿酸和尿钠的排出量的作用。降压作用平稳持久,对血糖、血脂无明显影响,对心、肾、脑等器官均有保护作用,因此对于高血压伴痛风或兼有心力衰竭者,疗效尤佳。代表药有氯沙坦、缬沙坦等。前药不良反应少,后药有较重肾、肝功能不全等病的患者慎用。

（2）血管紧张素转换酶抑制药：多数学者认为血管紧张素转换酶抑制药有扩张外周和内脏血管，降低外周及内脏血管阻力的作用，有明显的增加肾血流量，促进尿酸排泄作用，是治疗高血压伴痛风或高尿酸血症的良药，如同时合并充血性心衰者，此类药是最佳选择。但也有人对此提出了质疑，他们认为此类药仅扩张肾动脉的一部分，用药后肾总血流量反而减少，使尿酸排出减少，会诱发或加重痛风。

（3）钙拮抗药：钙拮抗药种类繁多，不但降压作用迥异，对血尿酸的影响也有很大不同。这种差别主要在于它们对胰岛素、肾上腺皮质素等的影响不同，因而对肾脏排尿酸的阻碍作用也不同。其中硝苯地平、尼卡地平等长期服用可使血尿酸升高明显；尼群地平、尼索地平等对血尿酸影响稍小；氨氯地平、左氨氯地平等对血尿酸几乎无影响。在这类药中高血压合并心绞痛再伴有痛风者，可优先选用后两药。

（4）β受体阻滞药：这类药中有些阻碍尿酸排泄，升高血尿酸作用较明显，如普萘洛尔、纳多洛尔等；有些药影响尿酸作用极小，如美托洛尔等，一般不会使血尿酸升高。

（5）利尿药：利尿药是常用的降压药，这类药多是通过增加排尿量、降低血溶量，起到降压作用。其中速效利尿药呋噻米、依他尼酸，中效利尿药噻嗪类的双氯噻嗪、双氯克尿噻和低效利尿药氨苯喋啶等药及复方制剂都有升高血尿酸、增加肾脏尿酸盐沉积等不良作用，所以高血压伴发痛风、肾结石、糖尿病等病的患者，尽量不用、严禁久用这些利尿药。

（6）北京降压 0 号：北京降压 0 号为复方降压药，其主要成分包括利血平 0.1mg，硫酸双肼屈嗪 12.5mg，氢氯噻嗪 12.5mg 和氨苯喋啶 12.5mg。

北京降压 0 号含有保钾利尿剂氨苯喋啶，并且氢氯噻嗪剂量不大，一般可避免这一不良反应。北京降压 0 号中的双肼屈嗪为小动脉扩张剂，可反射性引起心率加快，在心肌梗死急性期患者会增加心肌耗氧量，甚至带来风险。另外，北京降压 0 号中的氢氯噻嗪可升高血尿酸水平,因此痛风合并高血压的患者最好不要应用北京降压0号。

误区 118. 降糖药物对痛风无明显影响

有不少人认为,降糖药物对痛风无明显影响。这是不正确的。

痛风是代谢综合征的主要疾病之一,所以糖尿病与痛风往往是同步的,但许多降糖药物却可能诱发或加重痛风,所以在用药时难免要"投鼠忌器"。

降糖药对痛风的影响常被人们忽视,其实5类口服降糖药加注射用胰岛素中,有半数可以影响痛风。磺脲类降糖药是糖尿病患者常用的一类药,其中格列苯脲、格列美脲、格列齐特等长期服用都能影响肾脏功能,减少尿酸的排出,使血尿酸升高发生痛风。这类药中的格列喹酮对尿酸影响不大,痛风伴糖尿病者可选用。有人报告,磺脲类中的乙酰苯磺酰环己脲有降糖、降尿酸的双重作用,降尿酸作用可持续8~10小时。双胍类降糖药的主要不良作用之一是服药后使体内乳酸积聚,乳酸能抑制肾脏近曲小管的尿酸分泌,使尿酸排出下降,血尿酸升高。胰岛素是治疗各型糖尿病的良药,该药在参与体内代谢过程中,可促进嘌呤合成尿酸增加,使血尿酸增高。痛风伴发糖尿病,如必须长期用胰岛素时,必须合用降尿酸药物,以防痛风加重。

误区 119. 调脂药物对痛风无明显影响

调脂药对痛风的影响对人体有害的脂质主要是胆固醇、甘油三酯、低密度脂蛋白。痛风与前者无相关性,与后二者呈正相关。在痛风伴发血脂异常的人群中,约有40%~50%的人经常服用调脂药。调脂药可分为:①以降甘油三酯为主降胆固醇为辅的药,主要有苯氧芳酸类、非饱和脂肪酸类及烟酸等药。②以降胆固醇为主降甘油三酯为辅的药，包括他汀类和树脂类药。痛风伴血脂异常者，多数人应首选苯氧芳酸类调脂药，这类药除具有明显的降甘油三酯、降低密度脂蛋白作用外，还有升高高密度脂蛋白和降血尿酸作用。这类药常用的有力平脂、必调脂、诺衡等。烟酸是调脂药中常用的老药，它虽具有良好的降甘油三酯、胆固醇、低密度脂蛋白的作用，但它还有明显的升高血尿酸、降低糖耐量、损害肝脏等不良反应，故血脂异常伴有痛风、糖尿病及肝损害者应禁用该类药调脂。

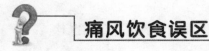

痛风饮食误区

误区120. 痛风与饮食无关

近年来,随着人们物质生活水平的提高,加之不科学的饮食结构、饮食习惯,人们摄入含嘌呤食物增多,痛风的发病率逐年增高。所以人们把痛风称为现代"富贵病",不无道理。痛风与饮食有密切关系,很多患者就是因为饮食不当而导致痛风发作的,痛风患者的饮食要注意"三低""三忌"。

· 三低

(1)低盐饮食。钠盐有促使尿酸沉淀的作用,加之痛风患者多合并有高血压病、冠心病及肾病变,所以痛风患者每日钠盐摄入量不得超过 6g。

(2)低嘌呤饮食。高嘌呤食物如动物内脏、骨髓、沙丁鱼、凤尾鱼、蚝、蛤、蟹、浓肉汤及菌类等可诱发痛风急性发作。应禁用含中等量嘌呤的食物,如虾、肉类、干豆类、菠菜、蘑菇、芦笋。低嘌呤食物如牛奶、鸡蛋、水果、植物油、蔬菜等应作为首选,但嘌呤摄入量也应控制在 150g/d 之内。

(3)低蛋白、低脂肪饮食。蛋白质可控制在 40～65g/d,以植物蛋白为主,动物蛋白可选用牛奶、鸡蛋,尽量不吃肉类、禽类、鱼类等。脂肪可减少尿酸的正常排泄,故应控制在 50g/d 左右。

· 三忌

(1)忌服用降低尿酸排泄药物。如利尿剂、阿司匹林、免疫抑制剂等,这些药物均可加重高尿酸血症,引起痛风发作,加快痛风结节肿的形成。

(2)忌肥胖。肥胖不仅加重高脂血症、高血压病、冠心病及糖尿病等,而且可使血尿酸升高。因此,体胖者要多动、少吃,每日热量摄入较正常人减少 10%～15%,以降低体重。

(3)忌酒。乙醇代谢使血乳酸浓度增高,乳酸可抑制肾脏对尿酸的排泄作用,如果血液中乳酸水平较长期持续高于 20～25mg/dL 以上,则肾对尿酸的排泄量明显减少。啤酒中嘌呤含量亦很高,因此必须严格戒酒,以防痛风发作。

所以如果患了痛风病,饮食方面一定要做到"三低""三忌",这样才能让病情一步步朝好的方向发展,不至于进一步恶化病情。

误区 121. 痛风患者的饮食无需做到六要六不要

有不少痛风患者认为,饮食无需做到六要六不要。其实不然。

· 六要

(1)嘌呤摄入要限制:痛风患者饮食调理的核心是要限制外源性嘌呤的摄入。痛风急性期,应选用低嘌呤含量的食品,糖尿病患者在总量控制的情况下,可食用精细饭、馒头、西红柿、黄瓜、水果、蛋、鲜奶。高尿酸血症(无症状期)、间歇期、慢性期从食物中摄取的嘌呤应低于正常人,宜选用植物性谷类蛋白(因谷类碳水化合物可促进尿酸排泄)为主,搭配低嘌呤含量的奶、蛋,酌情选用中嘌呤含量的鱼、禽、肉,但只可食肉,莫喝汤(据检测 50% 嘌呤溶于汤内)。

(2)总热量摄入要适当:糖尿病患者要适当控制总热量的摄入,逐渐减轻体重,使体重达到或接近理想范围,以利于减轻痛风症状。碳水化合物的摄入约占总热量 50%～60% 即可。

痛风患者一般较为肥胖,要给予减轻体重,每日总热能供给应比正常人低 10% 左右,减重膳食必须循序渐进,以防止脂肪分解过快,发生酮症。标准体重者每日每千克体重供给 25～30 千卡。

(3)蛋白质、脂肪摄入要合理:痛风患者每日从膳食中摄入的嘌呤应控制在 250mg 内(正常人 600～1000mg/d)。蛋白质摄入过多,可增加尿酸的生成,加重病情,应约占总热量 15%～20%。蛋白质的供应以植物性谷类蛋白为主,搭配低嘌呤的蛋、奶动物性蛋白。每天可吃1个鸡蛋,喝2袋牛奶(晨起、晚睡前各1袋)。

脂肪的摄入约占总热量的20%～25%。高脂肪饮食,影响尿酸排泄,因此,动物油脂、肥肉、禽肥皮应避免食用。

(4)菜肴摄入要清淡:与糖尿病饮食原则一样,倡导低脂、低糖、低盐膳食。多采用拌、蒸、煮、烩烹饪方法,少采用煎、炒、油炸。合并有高血压的患者,更要限制食盐摄入,因为食盐能促使体内水钠潴留,妨碍尿酸排泄,每日食盐摄入量应控制在5g以内。辛辣刺激性食物也不宜多吃。

(5)维生素、无机盐摄入要丰富:在总量控制的情况下,多吃白菜、黄瓜、胡萝卜、西红柿、桃、梨、苹果等低嘌呤的蔬菜及水果类碱性食物,使体液呈弱碱性能促使尿酸盐结晶溶解和尿酸排泄,从而降低血尿酸水平。蔬菜、水果还为机体提供了丰富的维生素、无机盐和膳食纤维,维生素 B_1、C能促使组织、器官内沉积的尿酸盐结晶溶解和排泄。

(6)水的补充要充足:水,既是尿酸的溶解剂,又可促使尿酸排泄,为防止尿酸盐结石的形成,要养成喝水的好习惯,不渴也喝。每天饮水2500～3000mL,保持尿量每日2000mL以上。

•六不要

(1)不要饮啤酒、烈性酒:酒是痛风急性发作的主要诱因。饮酒会引发尿酸增高,造成体内乳酸堆积,从而抑制尿酸排泄。特别是啤酒,在发酵酿制过程中会产生大量嘌呤使血尿酸升高。据检测,正常人饮640mL啤酒,血尿酸升高一倍。

(2)不要吃火锅:火锅原料主要是龙虾、牛羊肉、动物内脏、海鲜、贝类、蘑菇等富含嘌呤的食物。据测试,涮一次火锅比一顿普通餐摄取的嘌呤高十倍,甚至数十倍。

(3)不要饮浓茶、咖啡:浓茶和咖啡含嘌呤和咖啡碱。提倡喝白开水或淡茶。

(4)不要喝酸奶:酸奶中的乳酸可干扰尿酸排泄,加重病情。

（5）不要喝豆浆：黄豆系高嘌呤食物，嘌呤是亲水物质，豆浆中含有大量嘌呤。

（6）不要多吃粗粮：玉米、小米、高粱、黑面粉、芥麦、燕麦、糙米、山芋中嘌呤含量高于细粮。

误区 122. 痛风患者饮食无需注意"红绿灯"

和违反"红灯停，绿灯行"的交通规则要被罚分一样，如果痛风患者不履行饮食原则，胡吃海塞，就一定会受到疾病的"制裁"。

（1）红灯食物：患者想都不要想的食物。此类食物，每 100g 中所含的嘌呤超过 150mg，因此必须戒掉。包括酒精、酵母、动物内脏、海鲜以及荤腥浓汤汁等。啤酒、黄酒、各种动物内脏、蛋黄本身富含嘌呤；高度数的烧酒会使机体代谢加快，增加体内的血尿酸。

（2）黄灯食物：有病时最好不要吃，平时也要少吃。此类食物，每 100g 中的嘌呤含量在 50～150mg 之间。首先，肉类，如猪、牛、羊肉等；海鲜，如新鲜鱼类、螃蟹、虾等；豆制品，如豆浆、豆腐，此三类每天量控制在 4～6 两之内就可以。其次，五谷杂粮，如全麦面包、糙米、饼干等。最后，菇类、菌类、青豆、菠菜等每天适量。

（3）绿灯食物：只要不过量，但吃无妨。此类食物中所含的嘌呤量很低，如含动物蛋白的鸡蛋、鸭蛋和牛奶，患者可以放心食用；富有植物蛋白的食品，除黄豆、扁豆、紫菜和香菇以外，大部分不必限制。此外，蔬菜、饮料和各种水果都不含任何嘌呤，完全能作为优先选择。

误区 123. 痛风患者可饮酒

有些患者滥用"不通则痛"理论，认为关节痛就是"血脉不通"，并且认为"酒能活血"，故以此为借口长期饮酒。殊不知，饮酒对痛风的影响可能比饮食更重要。

长期大量饮酒对痛风患者不利有三：①乙醇可导致血尿酸和血

乳酸浓度增高,抑制肾脏对尿酸的排泄作用。②乙醇促进嘌呤分解而直接使血尿酸升高。③引起腺苷酸转换过度,尿酸盐生成和排出增加。④饮酒时常进食高嘌呤食物,酒能加快嘌呤的代谢,导致体内血尿酸水平增高而诱发痛风性关节炎的急性发作。

研究发现,随着酒精摄入量的增加,患痛风的可能性也随之增加。由于啤酒内含有大量嘌呤成分,其引发痛风的可能性最大,烈性酒次之,红酒则没有明显导致痛风的危险。

因此,大量饮酒可致痛风发作,长期饮酒可发生高尿酸血症,所以痛风患者最好戒酒。

误区 124. 痛风患者不用控制蛋白质摄入

对于痛风患者来说,要严格限制蛋白质的摄入,以免体内产生过多的内源性尿酸,加重病情。饮食上要以植物蛋白质为主,动物蛋白可选牛奶、奶酪和鸡蛋,因为它们既富含必需氨基酸的优质蛋白,嘌呤含量又少,对痛风患者几乎不产生不良影响。

误区 125. 海鲜与啤酒同食不会诱发痛风

海鲜和啤酒都是高嘌呤食物,一瓶啤酒可使尿酸升高一倍。海鲜中富含嘌呤和苷酸两种成分,而啤酒中则富含分解这两种成分的重要催化剂——维生素 B_1。如果吃海鲜时饮啤酒,会促使有害物质在体内的结合,导致血尿酸水平急剧升高,诱发痛风,以致出现痛风性肾病、痛风性关节炎、尿路结石等。

如何吃海鲜更安全

（1）海鲜生吃先冷冻、浇点淡盐水。牡蛎及一些水生贝类常存在一种"致伤弧菌"细菌。对肠道免疫功能差的人来说，生吃海鲜具有潜在的致命危害。美国研究人员发现，将牡蛎等先放在冰上，再浇上一些淡盐水，能有效杀死这种细菌，这样生吃起来就更安全。

（2）吃海鲜不宜喝啤酒。食用海鲜时饮用大量啤酒会产生过多的尿酸从而引发痛风。尿酸过多便会沉积在关节和软组织中，进而引起关节和组织发炎。

（3）关节炎患者少吃海鲜。因海参、海鱼、海带、海菜等含有较多的尿酸，被人体吸收后可在关节中形成尿酸结晶，使关节炎症状加重。

（4）海鲜忌与某些水果同食。鱼虾含有丰富蛋白质和钙等营养物质，如果与含有较多鞣酸的水果同吃，如柿子、葡萄、石榴、山楂、青果等，会降低蛋白质的营养价值，而且容易使海味中的钙质与鞣酸结合，形成一种新的不易消化的物质。

（5）虾类忌与维生素C同食。美国科学家发现，食用虾类等水生甲壳类动物同时服用大量的维生素C能够致死，因为一种通常被认为对人体无害的砷类在维生素C的作用下能够转化为有毒的砷。

误区 126. 控制饮食痛风就不会发作

引起痛风发作的主因是高尿酸血症，但尿酸来源外源性——食物（含嘌呤成分的）只占总尿酸的 20%，内源性——体内氨基酸、磷酸核糖等代谢产生,占总尿酸的 80%,故单纯控制高嘌呤食物摄入并不能阻止痛风发作,还得正确用药从源头抑制机体内尿酸形成,并结合合理的饮食营养来减少外源性嘌呤的摄入,从而防止痛风的发作。

误区 127. 不需调节饮食与用药相结合

不少痛风患者平时不用降尿酸药,单靠节制饮食控制尿酸非常困难,这是因为高尿酸血症是多种因素造成的,摄入高嘌呤食物过多只是原因之一。严格控制饮食,并不能阻断其他尿酸升高的因素,所以只靠控制饮食,血尿酸很难长期保持正常。对高尿酸血症的治疗,应采取降尿酸药和饮食调配同时进行的原则。痛风患者的饮食应做到因人而异,尿酸高的患者除了要控制嘌呤的摄取外,还应调节饮食并与降尿酸药物相结合进行治疗。

误区 128. 急性期与缓解期的膳食相同

饮食嘌呤含量过高,常是诱发暂时性高尿酸血症致使痛风发作的原因。所以,根据不同的疾病时期,对嘌呤的摄入量有所区别。对待急性期时膳食的选择比较严格,如只选用牛奶、鸡蛋、粮食、低嘌呤蔬菜和水果,假若缓解期时也同样用这样的食物,就会造成营养失调。目前主张根据痛风情不同时期选择合理膳食,即缓解期可适当放宽食物谱。

(1)急性期:宜选用第一类含嘌呤少的食物,以牛奶及其制品、蛋类、蔬菜、水果、细粮为主。嘌呤摄入量应控制在每天 150mg 以内,对于尽快终止急性关节炎发作,加强药物疗效都有利。

(2)缓解期:可增选含嘌呤中等量的第二类食物,但应适量,如油脂少于 50g,肉类每天不超过 120g,尤其不要在一餐之中进食过多的肉类。因为嘌呤是水溶性的,在烹调后会溶入汤中,鸡、鱼、肉这类食品,可以在煮沸后去汤食肉。而嘌呤含量很高的第三类食物,如动物内脏、沙丁鱼、凤尾鱼、小鱼干、牡蛎、蛤蜊、浓肉汤、浓鸡汤、火锅汤等,无论在急性或缓解期,都要避免食用。

误区 129. 荤菜＝高嘌呤食物

食物中的嘌呤成分主体内最终代谢为尿酸,血中尿酸水平持续升高便可引致痛风。不少荤菜确实含有大量嘌呤,如动物内脏、肉馅和肉汤、大多数鱼类等,但是牛奶、蛋类却是低嘌呤食物,痛风患者完全可吃。值得一提的是,肉汤和肉相比,嘌呤含量更高,病情较轻者不能喝肉汤但可吃弃汤的瘦肉。

误区 130. 只要不吃肉,痛风就不会复发

很多痛风患者认为,只要不摄入肉类,就不会复发,实际上是错误的。在日常饮食中长期不摄入肉类,会使得人体各组织器官功能下降,嘌呤代谢能力也会随着下降。这就是为什么有的痛风患者最后连吃青菜都会复发的原因。

误区 131. 痛风患者没有忌吃的食物

对于痛风患者来说,饮食上有很多禁忌,因为有些食物会让痛风症状加重。所以了解痛风不能吃哪些食物,平时生活中多加注意非常重要。

（1）狗肉:为温补性食品,又含有嘌呤类物质,痛风之人为体内嘌呤代谢紊乱,其急性发作期又类似中医的热痹,故凡痛风者忌吃狗肉,尤其是在急性痛风性关节炎发作期间,更当禁忌。

（2）鹅肉:为发物食品,历代医家也多认为鹅肉能发痼疾。痛风之人多属内有湿热之邪,尤其是急性发作者多属中医"热痹"之症,鹅

肉甘润肥腻,多食能助热碍湿而引起复发,故当忌食之。鹅蛋性同鹅肉,又是高胆固醇食物,痛风者也应忌食。

(3)螃蟹:性大凉,民间视之为诱发病气的"大发"食物。痛风病也属中医风疾范畴,患有痛风之人,当忌食之。

(4)虾子:性温热,能补肾壮阳,而且虾子又为一种诱发病气之"发物"。急性痛风之人多属热痹,故当忌吃性热动风的虾子。

(5)杏子:性温热,味酸甜,易导致助痰上火。痛风之人,本宜清淡之物,尤其是在急性痛风期,中医称为热痹,更不宜食杏子等温热、伤筋骨、生痰热的食品。

(6)林檎:俗称花红。性平,味酸甜,其性收涩,闭阻经络血脉,这对痛风者不利,痛风之人忌食为妥。

(7)龙眼肉:性温热,多食易助热上火,壅滞经络,同时它也是含有腺嘌呤的食物,痛风之人不宜多吃。

(8)莴苣:据分析,莴苣中也含一定量的嘌呤,故有痛风之人不宜多吃。

(9)胡椒:民间及历代医家均认为胡椒属辛辣刺激性食品。痛风之人,尤其是在痛风病发作期,关节局部红肿热痛,状如热痹,若食胡椒,助热动火,势必加剧病情,故切勿食之。

(10)桂皮:即中药肉桂。性大热,味大辛,有"小毒",为常用的芳香调味品。但多食久食,有助热上火、动血伤阴之弊。尤其是在痛风急性发作期,更不可服食辛热助火的肉桂,若食之,势必加重病情,增剧疼痛。

此外,痛风患者还应当忌吃含嘌呤多的动物的肝、肾、脑、胰等内脏和猪肉、牛肉、火腿、羊肉、鸭肉、鸡、鸽子、鹌鹑、鲤鱼、比目鱼、沙丁鱼、鹧鸪、鳝鱼、贝类等,忌吃菠菜、蘑菇、龙须菜、扁豆、香椿头、青芦笋、豌豆等,忌吃浓茶、浓咖啡、人参、辣椒、茴香、花椒等。

误区 132. 痛风患者将菠菜拒之门外

有研究表明,菠菜中含有大量的草酸,容易和体内的钙结合生成草酸钙结石,影响人体内钙的吸收。所以,很多痛风患者拒绝吃菠菜。其实,只要做到合理营养,平衡膳食,保证每天钙的摄取量在800～1000mg。钙摄取量足够,即便跟草酸结合,也可以满足人体对钙的需求。此外,在食用菠菜的同时多吃一些碱性食品,如海带、蔬菜、水果等,并保持充足的饮水量以促使草酸钙溶解排出,就可以防止结石生成。

对于痛风患者来说,菠菜属于嘌呤含量中等的食物,每100g菠菜中含嘌呤25～150mg。而且,嘌呤易溶于水,如食用前先用水焯一下再烹调,大概有50%～90%溶于水中而除去。只要控制好食用量,每餐80～100g左右,食用菠菜是有益无害的。并且,菠菜含有大量的植物粗纤维,具有促进肠道蠕动的作用,利于排便,且能促进胰腺分泌,帮助消化。所以,痛风等患者可以适量食用菠菜,不要将菠菜拒之门外。

误区 133. "管住嘴"不是防治痛风的关键

痛风的发生与患者的饮食和生活习惯密切相关。健康的生活方式,能够有效防治痛风。

(1)要以碳水化合物为主食,可选用大米、玉米、麦面及制做的馒头、面条、面包等,有利于促进尿酸顺利排出。

(2)要严禁"三高"。由于食物中嘌呤常常与胆固醇和脂肪同时存在,不宜过多吃高脂肪、高蛋白质、高糖类食物。蛋白质每日摄入量按每千克体重0.8～1.0g,以牛奶和鸡蛋为主,可适量食用河鱼、瘦肉、禽肉,但需将肉切成块煮沸,让嘌呤溶于水,然后去汤吃肉。高脂饮食会抑制尿酸排泄,应适当控制。脂肪每日摄入量按每千克体重 0.6~1g,对血脂异常、心脑血管病患者,特别是在急性痛风发作期,更要避免高脂饮食,烹调菜肴最好用豆油、花生油、玉米油等植物性油。限制高糖食品,不要吃糖果及糕点类甜食。

(3)绝对禁止吃高嘌呤和高胆固醇食物。如动物脑、肝、肾等内脏,肥肉、鳗鱼、黄鳝、青鱼、草鱼、鲤鱼、鲈鱼、鳟鱼等淡水鱼、大多数鲍鱼、鲳鱼、鱿鱼、墨鱼、沙丁鱼、鳕鱼等海鱼,以及蟹、龙虾、贝壳类食物,肉类(牛、羊、鸭、鹅、鸽)、咸肉、咸鱼,菠菜、菜花、芦笋和蘑菇及浓汤、肉汁和麦皮等等。也要禁用咖啡、煎炸食物和熏烤食物等。豆类含有较高的嘌呤,对豆类及豆制品低嘌呤以限食为宜。

(4)饭菜宜淡。食盐每日不超过 6g,控制在 2~5g 左右最好。

(5)不要饮酒。痛风患者必须禁酒,尤其是啤酒最容易导致痛风发作。对含有酒精的饮料也不要饮用。

(6)科学选用蔬菜水果。蔬菜中除含嘌呤较多的笋、四季豆、青豆、菜豆、海带、金针、银耳、蘑菇、香菇、菜花、紫菜、豆苗、黄豆芽等不宜大量食用外,其他蔬菜和水果可以常吃。还可饮用果汁、蔬菜汁。新鲜蔬菜和水果属于碱性又富含多种维生素和钾等元素,既能使尿液变为碱性,促使结晶的尿酸溶解从尿中排出,又有助于改善痛风的症状。尤要提醒的是,冬令要少吃火锅,不喝火锅汤,忌辛辣和刺激性食品。

(7)多饮水。每天坚持喝 2000~3000mL 的水,以促进尿酸排泄,降低血尿酸。为防止尿液浓缩,还可在睡前或半夜适当饮水。

误区 134. 控制饮食是痛风的主要治疗手段

不少患者认为,得了痛风就该严格控制"嘌呤",凡含"嘌呤"的食物能不吃就不吃。只要"嘌呤"摄入少了,血尿酸就会降,病情就能控制好。

饮食控制是痛风的基本治疗措施,但它不能作为痛风的主要治疗手段。因为血尿酸的升高,80%来源于生成过多,20%来源于摄取过量。此外,长期严格限制嘌呤食物,势必会影响蛋白质的正常摄取,导致营养失衡。

对痛风的治疗,应采取降尿酸药和饮食控制同时进行的原则。痛风发作时,应严格控制饮食。若经降尿酸治疗后,血尿酸一直能保持在较理想水平,饮食控制不需太严格,可适量吃一些鱼虾和瘦肉。在出差、旅游、劳累、精神紧张和环境改变时,为免受痛风发作之苦,可适当增加降尿酸药量。所以,治疗痛风不能光靠饮食的控制,还要主动出击,积极寻找合适的治疗方式。

误区 135. 痛风患者不需要营养

痛风患者,自从知道自己患了痛风,就开始少食。很多痛风患者和家属都认为,只要控制饮食,不吃肉,多吃青菜,痛风就不发作。实际上这种做法是不科学的,只会给身体留下巨大的隐患,更会加重痛风的病情。

痛风患者的饮食控制是一门学问,也是控制体内酸碱平衡的手段之一,但是并非像普通人所理解的那样只是少吃一点或者不吃含嘌呤食物,而是一种营养管理。因为痛风患者同样需要均衡的营养物质,而且研究发现,不少营养素本身对尿酸还有调控作用。对痛风患者而言,营养物质既不能少,也不能太多,应当恰到好处,否则不利于尿酸的控制。所以,对痛风患者的营养管理是非常重要的。

对待痛风患者应该有专门的营养配餐,用专用营养配方来解决掉每天摄入过剩的嘌呤,这是药物所无法实现的。这样才能使患者有效地控制外源性嘌呤的摄入,减少尿酸的来源,改善代谢反应,改善生活质量。

误区 136. 痛风饮食中无需控制嘌呤摄入

痛风是体内嘌呤代谢异常导致血中的尿酸堆积,使关节腔滑膜受刺激发炎引起的。嘌呤是组成细胞核中遗传物质——核酸的重要成分,不仅人体细胞含有嘌呤,几乎所有的动植物细胞都含有嘌呤。在正常情况下,从饮食摄入的嘌呤和人体自身代谢生成的嘌呤会以尿酸的形式通过肾脏从尿中排除,"入"与"出"处于动态平衡中。一旦这种平衡被破坏,就会表现为痛风了。

因此,痛风的治疗就要把好饮食关,使嘌呤的摄入量尽量降低。对于急性期的患者,甚至应使食物嘌呤的摄入量接近于零,才能配合用药迅速缓解症状。一般缓解期或慢性期的患者,将嘌呤的摄入量控制在 $100\sim150$ mg/d,通常就会有效预防症状的发生。

痛风饮食中要控制嘌呤摄入包括嘌呤含量高的食品包括有动物内脏、大脑、杂豆和各种肉汤、肉汁,这些是痛风患者绝对不可以选食的东西;粗粮、菠菜、花菜、蕈类、扁豆、禽畜肉类含嘌呤也在每百克 $75\sim150$ mg 之间,应谨慎选择;而牛奶、鸡蛋、粳米、白面、水果、蔬菜、藕粉、咖啡、可可和油类则是相对安全的食物,痛风患者可以从中适量选择。

痛风的发作常常与大吃大喝有关。因为美味佳肴常含有高嘌呤,高嘌呤最终分解代谢产生高血尿酸。因此,调节饮食构成是预防痛风发作的重要环节。痛风患者应少食中嘌呤食物,不食高嘌呤食物。这样可以降低血尿酸水平,而不至于产生尿酸盐结晶,从而使关节组织免受损伤。

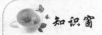 知识窗

食品中嘌呤含量分类

第一类食物:嘌呤含量特高的食物(每 100g 食物嘌呤含量为 $150\sim1000$ mg)

胰脏 825mg、凤尾鱼 363mg、沙丁鱼 295mg、牛肝 233mg、牛肾 200mg、脑 195mg、肉汁 $160\sim400$ mg。

第二类食物:嘌呤含量较高的食物(每 100g 食物

知识窗

嘌呤含量为 75～150mg)

(1)肉类:熏火腿、猪肉、肉汤、牛肉、小牛肉、牛舌、野鸡、火鸡、鸡汤、鸭、鹅、鸽子、鹌鹑、兔肉、羊肉、鹿肉、肝类。

(2)鱼类和海产品:鲤鱼、鳕鱼、大比目鱼、鲈鱼、梭鱼、鳗鱼和鳝鱼,贝壳类水产品。

(3)豆类:扁豆、干豆类和干豌豆。

(4)蔬菜和菇类:菠菜、龙须菜(芦笋)和干蘑菇。

第三类食物:嘌呤含量较少的食物

(1)谷和蔬菜类:全麦、麦片、麦麸、芦笋、菜花、菠菜。

(2)肉类:鸡、火腿、羊肉、牛肉汤。

(3)鱼类:青鱼、鲱鱼、鲑鱼、鲥鱼、金枪鱼、白鱼。

(4)海产品类:龙虾蟹、牡蛎。

(5)豆类:四季豆、青豆、豌豆、菜豆。

(6)菌类:蘑菇。

第四类食物:嘌呤含量很少或不含嘌呤的食物

(1)谷类:各类精白的谷类及其制品,如大米、玉米、细加工的玉米面等;精白面粉制品,如富强粉、面包、面条、蛋糕、饼干、通心粉等。

(2)蛋类及其制品:鸡蛋、鸭蛋等。

(3)乳类及其制品:各种鲜奶、炼乳、奶酪、酸奶、奶油、麦乳精和冰淇淋。

(4)豆类:刀豆。

(5)蔬菜水果类:除第三类以外的蔬菜,如卷心菜、胡萝卜、芹菜、黄瓜、茄子、莴苣、南瓜、西葫芦、番茄、萝

101

知识窗

卜、厚皮菜、甘蓝、山芋、土豆、泡菜、咸菜甘蓝菜、龙眼卷心菜等,各种水果和干果类。

（6）其他:各种饮料包括汽水、茶、巧克力、咖啡、可可等,各类油脂,花生酱、果酱、洋菜冻、糖及糖果等。

常用食物嘌呤含量(100g 食物中含嘌呤的量/mg)

食物名称	嘌呤	食物名称	嘌呤	食物名称	嘌呤	食物名称	嘌呤	食物名称	嘌呤
肉汁	160～400	猪肉	48.0	菠菜	23.0	白菜	5.0	洋葱	1.4
胰	825.0	小牛肉	48.0	菜花	20.0	青葱	4.7	梨	0.9
凤尾鱼	363.0	枪鱼	45.0	大米	18.1	番茄	4.2	苹果	0.9
沙丁鱼	295.0	牛肉	40.0	栗子	16.4	黄瓜	3.3	葡萄	0.5
牛肝	233.0	花生	33.4	青菜叶	14.5	蜂蜜	3.2	鸡蛋	0.4
牛肾	200.0	鹅	33.0	芹菜	10.3	南瓜	2.8	杏	0.1
脑	195.0	母鸡	25～31	核桃	8.4	面粉	2.3		
肝	95.0	大豆	27.0	胡萝卜	8.0	橙	1.9		
肾	80.0	羊肉	27.0	小米	6.1	果酱	1.9		
肺	70.0	桂鱼肉	24.0	土豆	5.6	牛奶	1.4		

误区 137. 没有能减少嘌呤的烹饪方法

合理的烹饪技巧能够去除或减少食物中的嘌呤成分,使痛风患者所吃的食物品种多样化。

（1）鱼肉类:嘌呤为水溶性物质,在高温下更易溶于水。所以,痛风患者在食用鱼肉类食物时可先用沸水汆过后再烹饪,这样就能减少此类食物中的嘌呤含量,同时也减少了热量。

(2)蔬菜类:痛风患者在进食肉类时,常需弃汤后食用,但是鸡汤或骨头汤在溶出嘌呤的同时,也溶出肉类的精华。将蔬菜加入汤中炖,能吸取汤中的精华,使蔬菜味美甘甜。

(3)微波炉或不粘锅:痛风患者在饮食方面必须控制每日所需的热量,均衡各种营养成分的摄取。使用微波炉或不粘锅可避免因使用油而造成的热量过多,同时也减少了维生素的丢失。所以,对痛风患者而言,微波炉或不粘锅是合理烹饪不可缺少的厨具。

(4)烤箱:烤箱既能除去多余的油,以降低热量,又能烤出香喷喷的美食。此外,烤鱼或肉时在盘底铺上铝箔纸,可吸去溶出的嘌呤和油,从而降低食物中的嘌呤含量和热量。

(5)调味品:痛风合并高血压患者因要限制盐的摄入而使菜肴清淡乏味,可通过葱、姜、蒜、胡椒、麻油等调料而使味道变得鲜美可口。

以上五种方法既能减少嘌呤的烹饪方法,痛风患者可根据自身情况,在日常生活中尝试食用,但如果是痛风严重的患者,请不要摄入含嘌呤的食物。

误区138. 痛风患者应保持一日三餐

我们通常饮食习惯是一日三餐,但对于痛风患者来说,最好是少食多餐。其益处在于可以降低血尿酸的生成与升高,减少每日对降血尿酸药物的需求量以及降低血中胆固醇水平。这是由于肠道对食物缓慢、持续的吸收,这样就缩短了机体在"空腹状态"时对血尿酸的代谢和调节。

另外,增加每日的进食次数并减少每次的进食量还可以减轻饥饿感,从而减少每日的热能摄入总量,如今已经开展了每日进餐6次甚至8次的研究。值得注意的是,增加进食次数并不适合于每个人,如果你能很好地控制血尿酸而且体重也比较合适的话,就不必采用这种比较麻烦的方法。

误区 139. 饥饿疗法

大多数患者认为,既然痛风通常是由于摄入含高嘌呤的食物所诱发的,可通过饥饿疗法能降低血中尿酸水平而对抗痛风的发作。其实饥饿或空腹,或极低热量的饮食,虽能降低体重,但因脂肪等组织分解过快而引起血酮及有机酸(如 β－羟丁酸、自由脂肪酸、乳酸等)的产生增多,这些有机酸对肾小管分泌尿酸起竞争抑制作用而使尿酸排泄减少,导致高尿酸血症。所以,饥饿不仅不能降低尿酸,反而使尿酸水平升高。

误区 140. 痛风患者不能吃肉,只能吃青菜

在生活中遇到过这样的痛风患者:先前控制饮食,不食用肉类,痛风确实暂时得到了控制。可是几年后,情况就大不一样了,甚至吃青菜痛风都会复发,而且发病越来越频繁,持续时间越来越长,疼痛越来越严重。这是因为,长期的素食,不摄入蛋白质,各组织器官功能变差,代谢能力降低。本来痛风患者的嘌呤代谢功能就差,到最后甚至连五谷、蔬菜中的嘌呤都代谢不出去了。

并且,长期不摄入蛋白质会造成记忆力减退、脾气暴躁、免疫力降低,各组织器官加速老化、代谢能力降低、各脏器功能降低、性功能衰退,并易患各种慢性疾病、癌症等,而且寿命也会大幅度缩减。

误区 141. 食用排酸牛、羊肉不会引起尿酸升高

有些患者误认为排酸牛、羊肉就是脱酸的肉,食用后可以不引起尿酸升高。所谓冷却排酸肉是指屠宰后的动物在一个小时内,进入预冷间,过一段时间,使肉质发生变化,蛋白质被分解成氨基酸,排空

体液,去除有害物质,进一步杀灭细菌的过程,从而使鲜肉经过屠宰,预冷排酸,达到成熟期。使用成熟期的鲜肉更具营养价值。因为动物体内所含的细菌释放对人体有害的物质较多,同时动物待宰前的高度紧张造成大量激素的物质滞留体内,经过预冷排酸使肉品酸度下降,极大抑制了动物体内微生物的含量。由于排酸肉只是肉中的乳酸含量减少,并未影响肉中的蛋白质及核酸,所以食用排酸肉同样可以引起体内尿酸水平的升高。

误区 142. 痛风患者不能吃"回锅的肉"

目前市场上几乎所有的肉类所含的嘌呤都比较多,例如,每100g牛肉、羊肉、猪肉、火腿、香肠、鸡鸭鹅肉、兔肉、狗肉、海虾、蟹类、带鱼、黄鱼、驴肉等嘌呤的含量在 70～150mg,痛风患者都是应当少吃的。但是,如果完全禁食肉类的话,又可能会造成营养不均衡,不利健康。

其实,痛风患者可以吃些"回锅的肉",因为肉类经过第一遍水煮后嘌呤多已溶解到汤汁中,而肉中本身的嘌呤含量则大为减少。也就是说,痛风患者吃肉时,可以将肉先用水煮上一遍,然后弃汤再进一步配菜烹调后食用。

但是,由于回锅肉属于高蛋白的食物,虽然营养丰富,但热量比较高,因此患者在选择肉类做回锅肉时,要尽量选择精瘦肉,并且仍然要控制用量。另外,肉皮中所含的嘌呤相对较少,可以适当多吃一点。如果选择薏苡仁、车前子等有利湿作用的中药煎汤代茶饮或煮粥食用,可促进尿酸的排泄。

误区 143. 痛风患者所有的海产品都不能吃

海产品一般嘌呤含量较高,如海参、海贝、海蟹、海虾,海鱼,尤其沙丁鱼、凤尾鱼,鱼籽中的嘌呤含量也高,这些海产品应该限制进食,在痛风发作期则应禁止进食。但是，海带、紫菜中嘌呤的含量就较少，可以食用。

误区 144. 痛风患者宜空腹吃鱼

在减肥风潮日盛的今天，不少人喜欢只吃菜不吃饭，空腹吃鱼更是司空见惯的事情，但这却很可能导致痛风发作。痛风是由于嘌呤代谢紊乱导致血尿酸增加而引起组织损伤的疾病。而绝大多数鱼本身富含嘌呤，如果空腹大量摄入含嘌呤的鱼肉，却没有足够的碳水化合物来分解，人体酸碱平衡就会失调，容易诱发痛风或加重痛风患者的病情。

在吃鱼肉前可先吃一些含碳水化合物的低脂食品，如杂粮粥、荞麦粉、芋头等垫底，用餐中间也可食用一些含淀粉的菜肴，如蒸甘薯、甜玉米、马铃薯等，以此平衡体内酸碱度，减轻嘌呤的危害，起到保护身体健康的作用。

误区 145. 痛风患者不能吃豆类及豆制品

豆类含有丰富的植物蛋白、维生素及微量元素，脂肪含量很低，和谷类食品混合食用，可以互相提高营养价值，起到良好的互补作用。但不少痛风患者认为豆类及豆制品里"嘌呤"含量多，故将一切豆类、豆制品拒之门外。

其实，豆类属中等嘌呤食物，仅黄豆、豆芽、豆浆、豆苗的嘌呤含量较高，而经过加工的豆干、豆皮、豆腐、小油包、豆干、素鸡等豆制品，其嘌呤含量很低，因为豆制品在加工过程中大部分嘌呤溶于水中，其营养物质组成也会发生改变。所以，痛风患者不宜大量进食整粒黄豆、豆芽和豆浆，可适当食用豆制品。

患者如对豆制品实在不放心，可以仿照肉类的食法，把豆腐、百叶、豆干切成片或小块，放入开水锅煮烫 3～5 分钟，捞起豆制品，弃汤即可。所以,豆制品不应是痛风患者的禁忌,如果把如此家常又如此有益的食品拒之门外,实在有些可惜。

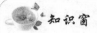

痛风患者吃豆腐的优点

根据现代营养学观点进行分析,正常食用豆腐不会引起痛风的发作,完全符合痛风患者的健康饮食的要求,同时还具有以下几个优点。

(1)豆腐蛋白含量高,有利于促进痛风患者体内尿酸盐的排泄。

(2)豆腐脂肪含量低,能量低,有利于控制痛风患者的体重及血浆中甘油三酯的含量,进而降低患者血浆中尿酸盐含量升高的风险性。

(3)豆腐中还有一定量的嘌呤,满足现代营养学对痛风患者营养提出的要求,即痛风患者饮食中允许含有适量的嘌呤。

(4)豆腐中含有丰富的异黄酮、不饱和脂肪酸、维生素、低聚糖等营养物质,这些营养成分具有各种保健功能,如预防和抑制肝功能疾病;预防和抑制糖尿病的发生;预防和抑制动脉硬化;预防和抑制伤风与流行性感冒等。有利于痛风患者提高自身身体素质,增强自我恢复的能力。

误区 146. 痛风患者可以多吃鸡蛋

鸡蛋属于嘌呤含量较低的食物,远远低于肉类、鱼类,其蛋白质的氨基酸比例很适合人体生理需要,易被人体吸收,利用率高达98%以上,营养价值很高,是痛风患者最适宜的营养补充剂。

但是鸡蛋虽好,痛风患者也不能吃得过多,原因有以下三个方面:①鸡蛋中含有大量胆固醇,鸡蛋食用过多会造成血胆固醇含量过高,干扰尿酸排泄;②多吃鸡蛋容易造成营养过剩、导致肥胖,增加了痛风发病的危险;③多吃鸡蛋还会造成体内营养素的不平衡,从而影响健康。

误区 147. 痛风患者宜食动物油

动物油和植物油中所含的嘌呤都较少,相比植物油中嘌呤含量比动物油的更少。并且植物油含有较多的不饱和脂肪酸,它们具有加速胆固醇分解和排泄的作用,因此痛风患者以食用植物油为宜。

误区 148. 多食蔬菜水果不能控制痛风

蔬菜水果多属碱性食物,可以增加体内碱储量,使体液 pH 值升高。关节液中 pH 值上升至 6 以上时,尿酸多呈游离状态,很少形成尿酸盐结晶。尿液 pH 值升高,可防止尿酸结晶形成和促使其溶解,增加尿酸的排出量,防止形成结石或使已形成的结石溶解。不少蔬菜水果中含有少量的钾元素,钾可以促进肾脏排出尿酸,减少尿盐沉积。

下面是几种对痛风有益处的水果:①梨子。凉,味甘,有生津、清热、化痰的作用。梨子不仅是多汁多水分的水果,而且基本不含嘌呤,同时又属一种碱性食物。所以,急性和慢性痛风患者均宜。②苹果。性凉,味甘,能生津、润肺、除烦、解暑。凡食物在体内代谢后的产物是碱性的,就称为碱性食物,苹果是碱性水果,含较多的钾盐,又含水分,基本不含嘌呤,这些都有利于人体内的尿酸排泄。所以,凡痛风患者,无论急性期或慢性患者,皆宜食用。③葡萄。性平,有补气血、强筋骨、利小便的作用。早在《名医别录》中就记载:"逐水,利小便。"《百草镜》还说:葡萄"治筋骨湿痛,利水甚捷"。《滇南本草》又称它"大补气血,舒筋活络"。痛风症为中医的风湿痹痛,故慢性痛风者食之尤宜。葡萄是一种碱性水果,含嘌呤极少,或基本不含嘌呤,又有较多的果汁水分,这些都有利于痛风之人血尿酸的排除

此外,痛风患者还宜食用栗子、桃子、杏干、樱桃、柑橘、甘蔗、香蕉、胡萝卜、西红柿、荠菜、大白菜、菊花脑、瓠子、丝瓜、菜瓜、茼蒿、洋葱、蕹菜等。

误区 149. 痛风患者所有蔬菜都能吃

痛风患者都知道多吃素少吃荤,但事实上有些蔬菜对于痛风患者也是不宜多吃的。根据测试,豆苗、黄豆芽、绿豆芽、菜花、紫菜、香菇,这几种蔬菜中,每 100g 含嘌呤高达 150～500mg,属于高嘌呤食物,其嘌呤的含量与带鱼、鸡汤、肉汤、鸭汤、海鳗、沙丁鱼、干贝、鳕鱼、乌鱼、动物肝肾等相仿,而高于虾、蟹、鸡肉、猪肉、牛羊肉、豆类和豆制品等。

误区 150. 痛风患者不可吃水果

绝大多数水果的主要成分是水分、糖类、维生素、纤维素及少量矿物质与蛋白质,而嘌呤含量较少,故对痛风患者来说,水果不属于禁忌之列,此点与糖尿病患者不同。痛风患者每日进食 1～2 只水果(如苹果、梨子等),对病情并无影响,也不至于会引起痛风性关节炎的发作。如果痛风患者同时合并糖尿病,则水果的摄入就要受到限制,因为水果中常含有较多的果糖和葡萄糖,进食后可造成血糖升高,不利于糖尿病的控制,甚至使病情恶化。痛风患者如果伴有重症糖尿病或者血糖控制不满意,则不宜吃水果。轻、中型糖尿病,血糖控制又比较理想者,每日进食一个水果,是没有问题的,但应以含糖量较低的水果为宜,如杏子、梨子、草莓、西瓜等。含糖量较高的水果如葡萄、水蜜桃、蜜桔、荔枝、菠萝、鲜枣、鲜桂圆、香蕉等应尽量少吃,

或在适当减少主食量的情况下进食。

误区 151. 痛风患者可多吃酱油

酱油是几乎每个家庭必不可少的调料，酱油除了调味，还能给人体提供氨基酸、钾等多种营养成分。但由于酿造酱油中含有来自于大豆的嘌呤，痛风患者最好少吃。另外，目前很多酱油产品添加了味精和核苷酸类增鲜剂，就是鸡精当中的两大基本配料，因此加了酱油就应当少放或不放味精或鸡精。因此，高血压、冠心病、糖尿病患者应和控盐一样控制酱油，以防钠摄入过量。

误区 152. 痛风患者可多吃坚果

坚果类食品痛风患者也应该少吃。因为痛风虽然表现在关节，却属于全身性疾病，常伴有其他代谢综合征，比如高血压、血脂异常等。坚果多数含油脂偏高，吃得过多，很容易令脂肪堆积，形成肥胖。而脂肪具有抑制尿酸排出的作用，一旦尿酸排出受阻，就算再努力控制嘌呤摄入，也可能无济于事。所以，痛风患者平时少吃点坚果，尽量每天不超过 25g。

误区 153. 痛风患者不能吃鱼肝油

不少海鱼（指鱼肉）都属于高嘌呤食品，痛风患者要严格禁食。但鱼肝油含嘌呤却不高，甚至它与牛奶、鸡蛋、奶酪、精米、精面、水果及蔬菜等一道还被列为低嘌呤类食物。鱼肝油的原料是鱼的肝脏，主要成分是维生素 A 与 D，它能增强人体免疫功能、防治夜盲症和眼球干燥症、预防骨质疏松等功效。老年人体虚易感冒，或患有慢性支气管炎、视力下降、冠心病、动脉硬化的人，可以选用鱼肝油。痛风患者如果兼有此病证者，或痛风慢性期或间隙期，患者也可适量服用鱼肝油。但痛风患者出现明显的肾损伤、尿路结石或高尿酸血症时，应当禁用鱼肝油，否则可能加重病情。

服用鱼肝油（丸）一定注意剂量适当，切勿过大。因为鱼肝油中维生素 D 有助于钙的吸收，长期或过量服用，会人为地造成血钙升高，容易诱发尿路结石，甚至发生中毒。一般来说，按常规服量服用 2 周时，应停药 1 周，平时注意多饮水、增加尿液排泄、防止钙质沉淀。

误区 154. 痛风患者可多吃蜂蜜

蜂蜜中含有较多（约占 49%）的果糖，而果糖可以使尿酸生成增加。研究发现，不论健康人，还是痛风患者；也不论口服大量果糖，还是静脉输注大量果糖，均可引起血尿酸升高，而且痛风患者血尿酸升高的幅度更为明显。其可能的原因是，果糖大量进入细胞内快速代谢，使三磷酸腺苷（ATP）合成增加，之后，三磷酸腺苷（分子结构中含有嘌呤碱）分解，并释放出嘌呤，嘌呤最终代谢成尿酸，并使血尿酸升高。因此，痛风及高尿酸血症者不宜经常或大量食用蜂蜜。不过，必须指出，只有摄入果糖数量较大时，其促使血尿酸升高的作用才比较明显，少量摄入果糖（例如吃水果），并不会产生同样的效果。

除蜂蜜外，一些加工食品，如糖果、饼干、零食、甜点、速溶咖啡、饮料等中添加的糖浆，也含有较多果糖，痛风或高尿酸血症患者应该减少此类食品的摄入。

误区 155. 痛风饮水疗法无禁忌

痛风患者要求多饮水，以便增加尿量，有利于尿酸的从肾脏排泄。适当饮水还可降低血液粘度，对预防痛风并发症（如心脑血管病）有一定好处。但要讲究科学饮水，合理饮水。

（1）饮水种类：①普通饮用水和淡茶水。②碱性饮料是痛风患者较为理想的饮料,有助于碱化尿液。尿液 pH 为 $6.5\sim7$ 时,尿酸可变为可溶性尿酸盐,溶解度增加 10 倍。③柠檬适量,胖大海 5 粒,加水 2000mL,代茶可碱化尿液,清热利尿益气利喉。

(2)饮水量:多饮水可以帮助患者控制痛风,喝水可以增加排尿量,利于尿酸排出,防止尿酸盐的形成和沉积。痛风患者每天喝水 $2000\sim3000mL$ 较理想。

(3)注意事项:①饮水习惯:要养成饮水习惯,坚持每日饮一定量的水,不可平时不饮,临时暴饮。②饮水时间:不要在饭前半小时内和饱食后立即饮大量的水,这样会冲淡消化液和胃酸,影响食欲和妨碍消化功能。饮水最佳的时间是两餐之间及晚上和清晨。晚上指晚餐后 45 分钟至睡前这一段时间,清晨指起床后至早餐前 30 分钟。③饮水与口渴:一般人的习惯是有口渴时才饮水,痛风患者应采取主动饮水的积极的态度,不能等有口渴感时才饮水,因为口渴明显时体内已处于缺水状态,这时才饮水对促进尿酸排泄效果较差。④饮茶:我国有许多人平时喜欢饮茶,痛风患者可以用饮茶代替饮白开水,但茶含有鞣酸,易和食物中的铁相结合,形成不溶性沉淀物,影响铁的吸收。另外,茶中的鞣酸尚可与某些蛋白质相结合,形成难以吸收的鞣酸蛋白。所以如果餐后立即饮茶,会影响营养物质的吸收和易造成缺铁性贫血等。较好的方法是餐后 1 小时开始饮茶,且以淡茶为宜。⑤水虽无毒性,但在某些情况下也不可多饮。例如:合并严重心功能不全、严重肾功能不全有显着浮肿时,不宜豪饮。所以任何方法均应注意其适应证,或在医师指导下进行。

误区 156. 痛风患者能以多喝菜汤代替饮水

既然痛风患者需要多饮水,那么能否以多喝菜汤来代替饮水呢?这是许多痛风患者非常关心的一个问题。其实痛风患者能否多喝菜汤,不能一概而论,而要看这些菜汤的内容。肉汤类,尤其是海鲜汤类含有极高的嘌呤,多喝必然导致尿酸增高,而蔬菜汤类(菠菜汤除外)、水果汤类嘌呤含量极低,既含大量维生素,又属碱性食物,还能满足口感,故适合痛风患者饮用,可部分代替饮水。

误区 157. 痛风患者喝牛奶无讲究

牛奶是天然食物中营养素最全面,比例最合适,且容易被消化吸收的一种,它含有人体必需的氨基酸,脂肪颗粒小,呈分散状态且消化率高,还含有亚油酸、碳水化合物、维生素 A、B 族维生素、钙、磷、钾等。因此,牛奶被认为是首选的营养食品,许多国家都推荐民众食用。牛奶是低嘌呤含量食物,痛风患者也可以喝,但是喝牛奶有很多讲究。

(1)牛奶加糖不要超过 10％,即 100g 牛奶加糖量应低于 10g。否则,不但不易被消化吸收,营养价值有所下降,而且还会滞留在消化道中,影响肠胃功能。

(2)牛奶可加热,但不要煮沸。因为煮沸后,有的维生素会被破坏,而且牛奶中的钙会形成磷酸钙沉淀,影响营养素吸收。

(3)早餐不要只喝牛奶。因为空腹喝牛奶会加速胃肠蠕动,造成吸收不良。平衡膳食原则要求膳食由多种食物组成,早餐如果能同时吃些面包、糕点等,就会使营养更加平衡,并提供更多的热量,保证脑力和体力活动。

(4)喝牛奶不要同时吃巧克力。因为巧克力的草酸会与牛奶中的钙结合成草酸钙,使钙无法被充分利用。

(5)牛奶与药不要同时吃。因为牛奶会与许多药物发生反应,降低药效。

误区 158. 痛风患者可饮酸奶

痛风患者虽然能喝牛奶,但酸奶就不宜饮用。这是因为酸奶中含有较多的乳酸,而所有菌类都是高核酸物质,乳酸可干扰尿酸排泄,在体内形成过多嘌呤而加重病情,对痛风患者非常不利。

误区 159. 痛风合并糖尿病的饮食无讲究

通过长期坚持正确的饮食和药物治疗,能够消除或减轻痛风急性期的疼痛,减少尿酸合成,增加尿酸排泄。痛风的有些饮食原则与日常糖尿病饮食有冲突,但是多数情况下只要注意限制高嘌呤食物的摄入,就能够保证二者兼顾了。

(1)应当坚持糖尿病的饮食原则,均衡膳食,适当限制高热量食物,保证稳定血糖控制。同时,应适当限制蛋白质的摄入,每日总量50～60g 即可,植物蛋白以谷类和蔬菜为主要来源,优质蛋白质则以奶类、蛋类为主。需要适量限制脂肪的摄入,每日摄入低脂食品(40～50g 总脂肪)。多采用蒸、煮、炖、氽、卤等用油少的烹调方法,减少食盐的摄入。这些都与糖尿病饮食治疗的原则相近。

(2)要排出多余的尿酸。除非医生有明确限制,每日入液量应保持 2000～3000mL,排尿量最好能达到每日 2000mL。为减少尿酸的生成,需要限制食物嘌呤的摄入量。

(3)在急性发作期每日的食物嘌呤不超过 150mg,做到四不吃:①不吃各种肉汤;②不吃各种壳类的海鲜(贝壳、螃蟹、海虾等)以及部分海鱼(黄花鱼、带鱼、鲳鱼等);③不吃动物内脏(即动物的心、肝、肾、肠、胃、脑等);④绝对禁止饮酒与吸烟。

(4)慎吃黄豆(适量的豆腐、豆浆可以吃)和山珍(木耳、银耳、香菇、部分坚果类食物)。这些忌吃的食物种类看起来很多,其实除了黄豆及部分山珍外,本身也多是糖尿病患者不宜多吃的食物。作为糖尿病患者来说,只需要适当注意即可。在限制嘌呤摄入的前提下,少食酸性食品、多食碱性食品也对治疗有好处。

(5)以素食为主,减少肉食等高蛋白食物的摄入,尤其是动物内脏、骨髓、干肉、鱼虾海味、蛤蟹、肉汤、扁豆、香菇以及菌藻类等富含嘌呤的食品。在痛风急性发作期的 2～3 天内,应选用基本不含嘌呤的食品,如牛奶、馒头、米饭、鸡蛋、黄瓜、苹果等。在痛风缓解期也应尽量坚持低嘌呤饮食,多吃蔬菜瓜果,蛋白质摄入每日不超过 1g/kg 体重,以牛奶、鸡蛋为好。将每日膳食中的嘌呤含量限制在 100～150mg 以内。

(6)忌酒,因饮酒可使血尿酸增高,诱发痛风。

(7)防止疲劳和受凉。

误区 160. 痛风合并血脂异常患者的饮食无原则

痛风和血脂异常的患者的饮食原则有一致的要求,也有差异。当两种疾病同时并有的情况下,应该协调饮食原则。

(1)人体中的脂类大部分从食物中来,所以血脂异常的人饮食应有节制,主食之中应搭配部分粗粮,副食品以各种新鲜蔬菜、水果为主。少食甜食、奶油、巧克力等。

(2)海带、紫菜、木耳、金针菇等食物有利于调节血脂和防治动脉粥样硬化,可以常吃。大蒜、洋葱可以适量食用。饮牛奶宜去奶油,不加糖。蛋类原则上每日不超过 1 个,烹调时避免油炒、油煎。

(3)烹调食物用素油,少吃油煎食物。少吃花生,因其中含油甚多,但可以食用核桃肉、瓜子仁、果仁等。

(4)胆固醇过高者应少食蛋黄、肉类(特别是肥肉)、动物内脏、鸡皮、鸭皮、虾皮、鱼籽、脑等含胆固醇量高的食物。甘油三酯过高者要忌糖、忌甜食,并应限制总食量。

(5)饮食治疗应持之以恒,调脂、降酸的药物应在医生指导下系统有规律的服用。

(6)积极参加体育锻炼,并坚持不懈,以利于脂肪的消耗。药物治疗,可采用他汀类、贝特类药等,但需在医生指导下坚持服用才有效果。

误区 161. 痛风合并冠心病的饮食无讲究

痛风患者应该吃多低嘌呤的食物,少吃中嘌呤的食物,不吃高嘌呤的食物,不要喝酒。痛风常并发肥胖、糖尿病、高血压及血脂异常,患者应遵守饮食原则如下。

(1)保持理想体重,超重或肥胖就应该减轻体重。不过,减轻体重应循序渐进,否则容易导致酮症或痛风急性发作。

(2)碳水化合物可促进尿酸排出,患者可食用富含碳水化合物的米饭、馒头、面食等。

(3)蛋白质可根据体重,按照比例来摄取,1kg 体重应摄取 0.8～1g 的蛋白质,并以牛奶、鸡蛋为主。如果是瘦肉、鸡鸭肉等,应该煮沸后去汤食用,避免吃炖肉或卤肉。

(4)少吃脂肪,因脂肪可减少尿酸排出。痛风并发血脂异常者,脂肪摄取应控制在总热量的 20％至 25％以内。

(5)大量喝水,每日应该喝水 2000～3000mL,促进尿酸排除。

(6)少吃盐,每天应该限制在 2～5g 以内。

(7)禁酒。酒精容易使体内乳酸堆积,对尿酸排出有抑制作用,易诱发痛风。

(8)少用强烈刺激的调味品或香料。

(9)限制嘌呤摄入。嘌呤是细胞核中的一种成分,只要含有细胞的食物就含有嘌呤,动物性食品中嘌呤含量较多。患者禁食内脏、骨髓、海味、发酵食物、豆类等。

(10)不宜使用抑制尿酸排出的药物。

误区 162. 痛风性肾病的饮食无讲究

(1)避免进食嘌呤含量高的食物。控制蛋白质的摄入量,每日不超过 1.0g/kg,因为摄食过多的蛋白质可使内生性尿酸增加。专家鼓励选食碱性食物:新鲜蔬菜,水果等含维生素的食物,有助于降低血清和尿液的酸度,增加尿酸在尿中的溶解度,而且蔬菜、水果富含大量维生素 C 能促进组织内尿酸盐溶解 。

(2)患者多饮水,保证每日尿量 2000～3000mL 有利于尿酸的排出,为防止夜间尿液浓缩,可在睡前适当饮水将有助于尿酸小结石的排除和预防感染。饮料应避免浓茶、咖啡、可可等,因其有兴奋植物神经系统的作用,可能诱发痛风发作。

(3)男性患者避免饮酒:因乙醇可引起糖原异生障碍,导致体内乳酸和酮体积聚,乳酸和酮体的丁酸能竞争性尿酸排泄,使血/尿酸比值增加,诱发痛风发作。

(4)注意食品烹调方法:将肉类食品先煮,弃汤后再进行烹饪,可以减少食品中嘌呤含量。此外,辣椒、咖喱、花椒、芥末、生姜等调料均能兴奋自主神经,诱发痛风急性发作,应尽量避免食用。

痛风运动误区

误区 163. 久坐少动与痛风无关

世界卫生组织最近发表了一份令人震惊的报道:每年 200 多万人死于"久坐"。到 2020 年,全世界将有 70％的疾病是由于坐的太久,缺乏运动所引起的。世界卫生组织认为,现代人运动太少是一些"文明病"发病率不断上升的原因之一,这类文明病中就有痛风。

"久坐"引起死亡并非耸人听闻,而是确实有大量资料证实的。据报道,长时间坐在飞机狭窄的经济舱内,吸入过多的干燥空气,使血液容易凝集,导致静脉血栓形成。不过,患这种病的患者,并不局限于飞机乘客,只要久坐不动都有可能发生。有脑卒中史、肥胖病、心脏病、癌症、糖尿病、高胆固醇、高尿酸、痛风的患者,腿长的人及 65 岁以上的老人,若长时间坐着不动,都容易患静脉血栓。此外,关节炎、静脉炎等患者,关节、膝关节置换术和关节骨折手术后的患者,也容易发生静脉血栓。静脉血栓可危及生命,尤其是深层静脉血栓可以导致人体突然死亡,最多见的是下肢静脉血栓,这种血栓脱落后变成栓子,顺着下腔静脉进入右心房,再到左心室。在这段路程中,"道路"宽敞,可是当血栓游到右心室达到肺动脉栓塞。肺动脉一旦被栓子栓塞后,可以反射性地引起肺动脉和冠状动脉的广泛性痉挛,于是便可以导致猝死。

痛风患者大多血液呈高凝状态,由于反复关节发炎,静脉壁也容易有炎症病变,如果再久坐不动,引起血液缓慢,那么静脉血栓发生概率就很高了。长时间不动,血液循环缓慢,血液凝固的可能性就会增高。痛风患者大都是中老年人,必须提醒:不要长时间久坐在沙发上看电视;长途旅行时要不时地起身走动;跷二郎腿(会使腿部血流不畅）；尽量多喝些水；如感到腿部肿胀时，一定要站起来活动腿脚；下肢水肿时一定要及时去医院诊治。

误区 164. 运动不足会引发痛风

有些人误认为痛风是新陈代谢的疾病，是运动不足才会引起的，这是错误的。事实上，痛风发生原因中，没有一项是运动不足所引起的，反而是运动过度而引起。

至于运动过度为何反而容易引起痛风？运动引起尿酸高的原因是运动使新陈代谢加速，因此尿酸产生就会增加。另一原因是激烈运动时流汗增加的关系，所以尿量就会减少，由于尿酸是随尿液排泄的，因此尿酸排泄就会减少，相对尿酸存积在体内就会增加。此外，运动后体内会产生过多的乳酸，而乳酸会阻碍尿酸的正常排泄，而使尿酸不易排出而存积在体内引起尿酸高。

由此可见，痛风患者不宜加入激烈运动或长时间体力劳动，例如打球、跳跃、跑步、爬山、长途步行、旅游等。这些剧烈、量大、时间长的运动可使患者出汗增长，血容量、肾血流量减少，尿酸、肌酸等排泄减少，呈现一过性高尿酸血症。另外，激烈活动后体内乳酸增加，会抑制肾小管排泄尿酸，可暂时升高血尿酸。目前已有大量资料证实，剧烈或长时间的肌肉活动后，患者出现高尿酸血症，在这种情形下不利于患者痛风病情，还可能诱发痛风关节炎，因此痛风患者要避免剧烈运动和长时间的体力活动。

误区 165. 体育运动对痛风的治疗无益

体育运动可以促进身体的新陈代谢，所以，体育运动对痛风的治疗是有益的。

关于运动矫枉过正问题，可以明确地说，年龄不是确定运动量的唯一标准。有的老年人可以跑马拉松，年轻人反而跑不了。运动量是否适宜,要看运动后身体的感觉和恢复情况而定,如果一切正常,就没有什么可怀疑的。"走完路,出汗的感觉很舒服……一整天都有精神",说明身体反应很好,运动量也较适宜。

运动多了会不会反而损伤痛风老年人的关节？这要具体情况具体分析。损伤关节,运动量过大是一个方面,动作是否正确也非常重要,动作不正确,即使运动量小也会造成关节损伤。很多运动项目对人体是有益的,但参加任何一个运动项目,都要先学会该项目的运动技巧。走和跑、爬楼梯和登山看似简单,但动作技巧掌握不好也会损伤关节。

误区 166. 痛风患者不宜运动

其实,体育运动对人体健康是十分有益的。但对痛风患者来说,一切剧烈的运动如快跑、足球、篮球等都应禁止。大运动量消耗体力的项目,如登山、长跑等也不可取。这些运动使有氧运动变为无氧运动,组织耗氧量增加,无氧酵解乳酸产生增加以致 pH 值下降,会使患者出汗增加,血容量、肾血流量减少,尿酸、肌酸等排泄减少,出现高尿酸血症,甚至诱发痛风。因此痛风患者要避免剧烈运动和长时间的体力活动。

运动引起尿酸高的原因是运动使新陈代谢加速,因此尿酸产生就会增加。另一原因是激烈运动时流汗增加的关系,所以尿量就会减少,由于尿酸是随尿液排泄的,因此尿酸排泄就会减少,相对尿酸存积在体内就会增加。此外,运动后体内会产生过多的乳酸,而乳酸会阻碍尿酸的正常排泄,而使尿酸不易排出而存积在体内引起尿酸高。

由此可见,激烈运动后尿酸有增高现象,但 24 小时后即可恢复正常,然而职业运动选手,每天均须做激烈的训练,休息不到 24 小时,即尿酸值还未恢复正常前,又开始训练,因此不难解释,运动员为何较容易患痛风的原因。

　　痛风的患者本来血尿酸就高于正常值,如果一开始就剧烈运动,肯定会导致痛风的急性发作或者使血尿酸更加高。

　　痛风患者适当进行体育锻炼,可以减少内脏脂肪生成,减轻胰岛素的抵抗性,从而有利于预防痛风发作。在运动前,应接受专科医生指导,先做有关检查。即使已有痛风结石,只要表面皮肤没有破溃,肾功能良好,没有明显心血管并发症,关节功能正常,仍可进行身体锻炼。

　　运动种类有散步、广播操、快步走、匀速步行、太极拳、跳健身操、练气功、骑车、游泳等,其中以步行、骑车及游泳最为适宜。在做这些运动的时候只要把握好时间,合理的分配体力,就可以在锻炼身体的同时,又预防痛风的发作。

误区 167. 痛风患者运动无讲究

　　(1)应在运动前接受专科医生的指导,做有关检查。如肾功能良好,没有明显心血管并发症,关节功能正常,皆适宜做身体锻炼。已患有痛风结石的患者,只要表面皮肤没有破溃,仍可进行。但处于急性发作期的患者应卧床休息。

　　(2)要根据自身状况选择合适的运动项目,确定运动强度和时间。游泳、骑自行车都是不错的选择。通常痛风患者都有关节破坏,游泳不需要关节受力,是全身肌肉的协调运动,有助于改善胰岛素抵抗;自行车运动,关节受力也同样较小,以肌肉受力为主。慢速短程小跑、太极拳、气功、广播操、快步走、乒乓球等,也适合痛风患者。但对于竞技性强、运动剧烈、消耗体力过多的项目,如快跑、滑冰、登山、长跑等,皆不适宜。因为剧烈地运动,会因流汗增加的关系,减少尿量。由于尿酸是随尿液排泄的,因此尿酸排泄也会随之减少,相对尿酸在体内的存积就会增加。此外,运动后体内产生过多的乳酸,会阻碍尿酸的正常排泄,存积在体内后的尿酸一旦过高就易导致痛风急性发作。

（3）患者的运动量一般应控制在中等量水平。50 岁左右的患者，以运动后心率达到 110～120 次/分钟，轻微出汗为宜。每周运动 3～5 天，每次约 30 分钟。锻炼时先从轻活动量开始，随着体力增强，逐渐增加活动量。

（4）痛风患者运动的时间宜选在午睡后至晚饭前。清晨起床时由于人体肌肉、关节及内脏功能低下，不能很快适应活动，易造成急、慢性损伤，一夜睡眠未曾进食、喝水，血液浓缩，此时活动导致出汗失水，血液会更为黏稠，有诱发心脏病和中风的危险；另外摸黑锻炼也是不可取的，最好选择在午睡后至晚饭前这段时间。

（5）锻炼先从轻活动量开始，随着体力增强，逐渐增加活动量。痛风患者切不可锻炼过度，使体内乳酸产生增加，这会抑制肾脏排泄尿酸，诱使痛风发作，应及时停止锻炼，待症状完全消退后再恢复。

误区 168. 痛风运动前无需做准备工作

痛风患者开始锻炼很不容易，坚持下来更为困难，因痛风患者临床表现为关节疼痛甚至痛风结节破溃，疲乏无力，四肢酸软，坚持参加锻炼，不但要有坚强的意志，还要有战胜疾病的信心。在运动前，痛风患者要求教于医生，了解自己的病情，检查血尿酸、肾功能、血糖、尿糖及尿酮体，了解自己的血尿酸水平，检查心功能、肺功能、心电图、血压及眼底等。如果没有严重的心、肺、肾功能障碍或眼底出血等病史，就可以参加体力锻炼。然后确定合适的运动方式和运动量，最好选择简便易行、本人又感兴趣的运动方式。开始时运动量不宜过大，可逐渐增加活动量，活动时间适宜，不妨碍平时的生活规律。运动应穿着合适的衣服和鞋子，以防止身体暴晒、中暑或着凉。

严寒气候时，穿薄的多层服装，多层衣服比单层具有较强的保热性能，而且在运动感到热时可随时脱下几层衣服。炎热气候时，可穿些棉织品，它能吸收并蒸发汗水，从而保持正常体温。空气湿度比较大时，穿多层衣服为好，穿尼龙制品和皮鞋有较好的防水能力。

痛风运动前需做的准备工作:包括痛风患者要认识到锻炼既是保健又是治疗,是每日生活中不可缺少的内容,要把它当做一种享受,不要运动几天感到腰背酸痛,疲乏不适,就停止运动,要有信心、有恒心,锻炼身体持之以恒方能生效。实际上只要坚持锻炼,过一段时间便会感到健康状况、精神状态有了改善,也就会养成每天锻炼的习惯了。

误区 169. 慢跑不适合痛风患者

人的生存是靠心脏不停地跳动,使血液在身体里不停地流动,把氧和各种营养物质及各种生化酶等带到各个身体组织,同时把身体代谢的各种废物、毒素及时地排出体外,使身体始终处于正常状态。

如果人长期不运动,心脏肌肉渐渐地就会变得软弱,每搏心输出血量减少,血液在体内流动缓慢,氧、营养及各种生化酶等不能快速及时地送到相应的组织中去。同时,身体代谢的各种毒素、废物又不能及时地排出体外,甚至由于有些毒素在体内滞留时间过长,导致破坏机体组织细胞,给人的身体里埋下许多小的隐患。如果长期得不到及时地清理,小的隐患就会变成大的病患,如目前在世界范围流行的糖尿病、血脂异常、心脑血管病及骨骼疾病(有的与痛风有关)等等。

慢跑无需任何设施,也不要特殊技术指导,只要有平整的道路、清新的空气、舒适的鞋子,就可以进行运动。慢跑可以锻炼骨骼肌肉,增强心肺功能,促进血液循环,降低痛风并发症的发病率,尤其适合于中青年痛风患者;对于年龄过大、体质衰弱以及合并心、脑、肾疾病的患者则不宜进行。

经常性地参加慢跑运动,许多疾病都可以避免,或使现有的病症得到缓解,甚至康复。因为长期有规律、适度的健身锻炼,会使心率提高、血流加快,及时地给身体组织充足的供氧和提供各种营养物质,同时将代谢的废物和毒素干净、快速地排出体外。由于运动时血液循环的速度比平时安静状态快很多,而且大量的毛细血管开放,使血液在身体里不停地流动,把氧和各种营养物质及各种生化酶等带到各个身体组织。同时,把身体代谢的各种废物、毒素及时地排出体外,使机体的内环境保持干净、清洁,健康处于正常状态。人体的排泄除大便、小便之外,"汗"也是一个重要的排废、排毒途径。

由于跑步时血液循环的速度比平时安静状态快很多,而且大量毛细血管开放,所以可使许多原来滞留在身体组织里的废物和毒素被汗"冲刷清理"出体外,就好像是给身体做了一次大扫除,使机体的内环境保持干净、清洁、健康。对于痛风患者来说,"动汗为贵"是个硬道理!

误区 170. 太极拳不适合痛风患者

太极拳是我国传统的健身运动项目之一,简单易学,不受时间、场地限制,深受群众喜爱。

太极拳讲究"意、气、神"三者合一,动作柔和,呼吸自然,姿势放松,不需紧张用力,用意念引导动作,思想集中,心境宁静,平衡协调,使肌肉松弛,精神舒畅,有助于改善血液循环,增强人体平衡协调功能,消除紧张兴奋情绪及对外界刺激反应过敏的症状,对促进痛风康复大有好处。

在进行太极拳锻炼时应根据患者身体状况,选择适合的套路,按照"调身、调心、调息"的要求,做到心静、体松、气和,动静结合,循序渐进;体力较好者可打全套,体力较差者可打半套,或者进行单个动作训练。

痛风的体育锻炼项目包括舞蹈:舞蹈是在音乐的伴奏下进行的有节奏的全身运动。音乐与舞蹈的有机结合,肢体与肌肉的规则运动,不仅可以疏通经络、流通气血、滑利关节,而且能够表达思想、抒发情感、宣泄郁闷,具有调节人体机能的整体效应。跳舞是近几年来健身运动深受群众喜爱的新项目,可以使痛风患者情绪安定,心情舒畅,缓解紧张、焦虑、激动、兴奋,改善中枢神经系统、大脑皮层和血管运动中枢的功能失调,从而促进症状减轻,身体康复。

误区171. 练瑜伽不适合痛风患者

痛风性关节炎的成因为关节中柔软的缓冲垫逐渐地消失,和骨与骨间的摩擦愈来愈多,导致腿骨和臂骨呈现僵硬。而对于不良姿势、运动不足、消化不良或食肉过多的人,关节亦会受到严重的损害,导致未老先衰。

我们可以通过练习瑜伽,转动各处关节,使其具有柔软和弹性,减低骨与骨间的摩擦,因此常练习瑜伽,可以减少关节炎或痛风的产生。

误区172. 关节操不适合痛风患者

(1)指关节操:握拳与手指平伸交替运动。握拳时可紧握铅笔或粗一点的棍棒,手伸时可将手掌和手指平贴桌面,或两手用力合掌。

(2)腕关节操:两手合掌,反复交替用力向一侧屈曲,亦可紧握哑铃做手腕伸屈运动。

(3)肘关节操:手掌向上,两臂向前平举,迅速握拳及屈曲肘部,努力使拳达肩,再迅速伸掌和伸肘,反复进行多次,然后两臂向两侧平举,握拳和屈肘运动如前。

(4)肩关节操:一臂由前方从颈旁伸向背部,手指触背,同时另一臂从侧方(腋下)伸向背部,手指触背,尽量使两手手指在背部接触,每天反复多次。

(5)踝关节操:坐位,踝关节分别作屈伸及两侧旋转运动。

(6)膝、髋关节操:下蹲运动与向前抬腿运动,每回重复活动10～15次,每次2～3回。

误区 173. 痛风患者不用控制运动量

痛风患者参加运动的原则是:①有氧运动;②以微出汗为宜;③坚持经常。

一般大众认为运动的多对身体有好处。但要看年龄,人一般30~35岁达到身体状态的高峰,之前是上升阶段,在这个阶段多锻炼无疑对身体素质的提高有益。但是如果高峰以后还这么大运动量,那就是对身体的损伤,因为高峰后的身体状态是衰退趋势,我们应该做的是如何延缓这种衰老,任何超负荷的运动都会加速衰老。所以要有针对性地选择适合自己的运动方式和手段。

值得提醒患者注意的是运动不可太剧烈。因为剧烈运动后出汗增加,可导致血容量、肾血流量减低,尿酸、肌酸等排泄减少,出现一过性的高尿酸血症。而且剧烈运动后体内乳酸增加,可竞争性地抑制尿酸排泄,导致暂时性升高血尿酸。所以痛风患者不宜参加剧烈运动,并且平时运动前后要多补充水分。

误区 174. 剧烈的运动也适宜痛风患者

一旦患了痛风,许多人都知道要控制饮食、多运动。但是,痛风患者不宜进行剧烈运动。

痛风患者适当运动可预防痛风发作,宜选择散步、健身等有氧运动。痛风患者以中等运动量为妥。痛风患者运动不可太过剧烈。因为剧烈运动后会大量出汗,可导致血容量、肾血流量减低,尿酸、肌酸等排泄减少,出现一过性高尿酸血症。而且剧烈运动后体内乳酸增加,可竞争性地抑制尿酸排泄,导致暂时性血尿酸升高。所以痛风患者不宜参加剧烈运动,运动前后也要多补充水分。

误区 175. 运动多了反而不会损伤关节

这要具体情况具体分析。损伤关节,运动量过大是一个方面,动作是否正确也非常重要,动作不正确,即使运动量小也会造成关节损伤。很多运动项目对人体是有益的,但参加任何一个运动项目,都要先学会该项目的运动技巧。走和跑、爬楼梯和登山看似简单,但动作技巧掌握不好也会损伤关节。

误区 176. 痛风患者不适合出差旅游

有不少人认为,痛风患者不适合出差旅游。这是不正确的。但痛风患者出差、旅游应注意避免急性关节炎发作,把好"三关"。

(1)早准备:外出之前要对痛风发病的可能性大小作充分的评估,包括:①近期有否发病、发病的频度(分没发、偶发和频发,因为外出发生关节炎的机会是递增的);②工作轻重、环境好坏、活动及精神所承受的压力等对痛风发病的影响;③检查血尿酸,血尿酸水平愈高,痛风发作的可能性愈大;④带齐药品,包括降尿酸药和抑制炎症的药物。

(2)早预防:如果血尿酸浓度增高,要尽快将其降至正常或近于正常值;即使血尿酸正常,也要坚持常规量服降尿酸药。另外,严把饮食关,严禁酗酒、食用富含嘌呤的食物、暴饮暴食,注意劳逸适度。

(3)早治疗:如果万一发病,大发作数小时之前多有先兆,如关节隐痛、发胀、活动欠灵活等。此时应即刻服用秋水仙碱,首次 1～2mg,其后间隔 8～12 小时服 1mg,共 2～3 次;或用常规剂量的非甾类消炎镇痛药 2～3 天,也能达到类似防治效果。

误区 177. 痛风合并冠心病患者无需做好自我保健

痛风合并冠心病患者需要做好以下自我保健。

（1）居室温度保持 15～18℃，低温可造成血流缓慢、血黏稠度增高，血管收缩及痉挛，外周阻力增大，动脉压升高，心肌耗氧量增加。因此，居室温度适宜对于预防心绞痛发作及心肌梗死有重要意义。

（2）外出时要穿着暖和，头要戴帽，脚要保暖，以防冷空气侵袭。

（3）精神乐观，保持平和的心境。不要对自己要求过高，减少心理压力是避免疾病发作的法宝。充足睡眠，晚餐不宜过饱。

（4）加强身体锻炼，可以使血流加快，心脏搏出量增加，冠状动脉灌注量增加。有计划参加体育锻炼，不可过于劳累。

（5）注意肠道通畅。起居有规律，饮食有节制，养成定时排便习惯，便秘时用力排便会加重心脏负担。

（6）调节营养，限制高嘌呤、动物脂肪和高胆固醇食物，多吃蔬菜、水果等。

（7）忌烟，吸烟可以引起血管的痉挛同时会影响尿酸的排泄。

误区 178. 痛风合并冠心病的患者不宜局部锻炼

适度的锻炼对痛风患者是极其重要的。但由于很多的老年性的痛风患者合并有冠心病，因此锻炼的方式就需要注意，否则会在运动锻炼的过程中引发疾病的发生。

临床观察表明：一些痛风合并冠心病的患者在做全身性运动时冠心病不易发作，而在做局部性肌肉活动时，尽管运动量并不比全身性活动大，反而容易诱发冠心病。研究表明，这是由于机体的供血方式以及由此而引起的血压变化决定的。机体的血液供应有一个"多劳多得"的原则。某部肌肉活动量越大，该部肌肉血管扩张的程度也越大，获得的血液越多。体内流动的血量是一定的，为了供应活动肌肉增大的需血量,不活动的肌肉血管就收缩。全身性肌肉活动时,血压在运动开始后有轻微的升高,随后由于全身肌肉血管舒张而恢复至原来水平。这样的活动既没有加重心脏负担,又达到了锻炼的目的。局部性肌肉活动(如上肢或下肢的运动)时,活动部分的肌肉血管舒张,大部分不活动的肌肉血管收缩,引起血压显著升高,加重心脏负担。在心脑功能本来弱的情况下,患者极易发生心肌梗死。

有研究表明,在同样输出量的情况下,上肢活动时的血压比下肢活动时高,下肢活动时的血压比全身活动时高。因此,老年人和冠心患者进行局部肌肉活动必须得到医生的批准。

可见,老年人和冠心患者在室内活动时,不宜进行局部肌肉活动,如用哑铃、拉力器、单双杠等进行锻炼。可进行一些轻松愉快又不至于增加心脏负担的全身性活动,如做广播操、打太极拳、散步等。

痛风中医治疗误区

误区 179. 痛风急、慢性期不宜应用中药治疗

(1)急性期:以清热利湿,凉血止痛为主,方用土茯苓汤(土茯苓30g,金银花30g,丹参30g,泽泻30g,豨莶草15g,络石藤15g,木瓜10g,甘草10g)。加减法:①气虚加黄芪15~30g;②阳虚加黑附子、白芥子各5~10g;③湿盛加生薏米30~100g;④阴虚加丹皮15g,生地15~30g。每日一剂,分早晚服。连服1~2疗程(10天为一疗程)。待红肿热痛消失后,改服慢性期药物。

中医药针对急性期的发热、关节剧烈疼痛,或呈游走性,局部红肿发热,舌苔黄腻,脉象弦滑数者,诊为湿热邪毒,阻痹关节;治用白虎通痹汤:金银花30g,连翘15g,知母15g,石膏50g,黄芩12g,防风15g,秦艽15g,桑枝30g,细辛10g,制草乌10g(先熬),黄柏12g,牛膝15g,露蜂房15g,甘草6g,每日一剂,水煎服。热甚加泽泻、防己。

(2)慢性期:以扶正祛邪、化瘀去浊为主方用黄龙散胶囊(黄芪200g,土茯苓100g,穿山龙100g,泽泻100g,千年健、鸡血藤、当归、红花、鬼箭羽、甘草各40g)共为细末,高压后装胶囊,每粒0.3g,每服5~10粒,每日2次,白水送下,直至血尿酸正常后停药。

对慢性期出现关节畸形僵硬,活动失灵,或局部溃烂(有白盐状物从伤口排出),疲乏厌食,舌苔白腻,脉象沉细者,多为气血虚痹;治用调补气血的黄芪桂枝五物汤加味:黄芪60g,赤芍15g,桂枝15g,熟地15g,当归15g,生姜15g,杜仲15g,补骨脂30g,制川乌15g(先熬),白术12g,乌梢蛇20g,全蝎8g,鹿角霜15g,甘草8g,每日一剂,水煎服。痛甚则加乳香、没药。

误区 180. 痛风急性期无需中医分型治疗

(1)寒湿痹阻型:肢体关节疼痛剧烈,红肿不甚,得热则减,关节屈伸不利,局部有冷感,舌淡红苔白,脉弦紧。治以温经散寒、祛风化湿,乌头汤加减。川乌头、麻黄各 6g,黄芪 20g,炒白芍、鸡血藤、当归、生薏米、萆薢各 15g,甘草 9g,桂枝 5g,细辛 3g,土茯苓 30g,生姜 3 片。

(2)湿热痹阻型:关节红肿热痛,肿胀疼痛剧烈,筋脉拘急,手不可近,更难下床活动,日轻夜重,舌红苔黄、脉滑数。治以清热除湿,活血通络,宣痹汤加减。防己、杏仁、连翘、蚕沙、赤小豆、姜黄、秦艽各 10g,滑石、海桐皮、灵仙、泽泻各 15g,山栀、半夏各 6g,薏苡仁、土茯苓各 30g,虎杖 20g。

(3)痰(湿)阻血瘀型:痛风历时较长,反复发作,骨节僵硬变形,关节附近呈暗红色,疼痛剧烈,痛有定处,舌暗有瘀斑,脉细涩,治以活血化瘀、化痰通络,身痛逐瘀汤加减。桃仁、红花、当归、羌活、秦艽各 12g,地龙、牛膝各 20g,五灵脂、川芎、没药、香附各 9g,生甘草、全虫、蜂房各 6g,乌梢蛇、白芥子、僵蚕各 10g。

(4)血热毒侵型:关节红肿痛,病势较急,身热汗出,口渴心烦,舌红苔黄,脉数,治以清热解毒,凉血利尿,痛风止痛汤(经验方)加减。生地、红藤、川牛膝、金钱草、土茯苓、金银花各 30g,丹皮、黄柏各 10g,虎杖、赤芍、车前子(包煎)、路路通、水牛角各 15g,地龙 12g,生甘草 9g。

(5)肝郁乘脾型:头眩、胸闷憋气、烦躁易怒、脘腹胀满、肢节酸楚、肿胀、结节,下肢沉重、精神紧张加重,舌红苔薄,脉弦数,治以舒肝泄热、健脾祛湿,疏肝解郁消骨汤(经验方)加减。柴胡 12g,红花、枳实、木香、香附、郁金、丹皮、木瓜、夏枯草、元参各 10g,龙胆草、黄芩、黄柏、木通、丹参、萆薢各 15g,元胡、黄芪各 20g。

(6)脾虚湿阻型:关节酸痛沉重、疼痛部位不移,关节畸形、僵硬,有痛风石,自觉气短,纳呆不饥,舌淡红苔白腻,脉濡而小数,治以健脾祛湿,泄浊通络,运脾渗湿汤(经验方)加减。萆薢、白术、川牛膝、石韦各 20g,猪苓、滑石、桃仁各 15g,瞿麦、萹蓄、车前子(包煎)、熟大黄、红花、穿山甲、当归各 10g,桂枝 5g,生薏米 30g,土茯苓 50g。

(7)肝肾亏虚型:痛风日久,关节肿胀畸形,不可屈伸,重着疼痛,腰膝酸软,肢体活动不便,遇劳遇冷加重,时有低热,畏寒喜暖,舌淡苔薄白,脉沉细数或沉细无力,治以补益肝肾,除湿通络,独活寄生汤加减。独活、防风、川芎各 10g,秦艽、当归、生地、白芍、杜仲、川牛膝、茯苓、鸡血藤各 15g,细辛 3g,肉桂、人参各 5g,甘草 6g,寄生 20g。

误区181. 尚无治疗痛风的中成药

(1)乳药丸:乳香、没药、代赭石、穿山甲、川乌、草乌、羌活、全蝎。其可活血通络,祛风止痛。主治痛风,辨证属血瘀痰阻型。

(2)醋糊丸:桐子大,每次 11 丸,每日 3 次,温水送服。

(3)九藤酒:青藤、钩藤、红藤、丁公藤、桑络藤、菟丝藤、天仙藤、阴地蕨、忍冬藤、五味子藤。其可祛风清热,除湿通络。主治痛风,证属湿热痹阻型者。每次 9g,每日 3 次。

(4)四妙散:威灵仙、羊角灰、白芥子、苍耳子。其可化痰通络,理气止痛。主治痛风,证属血瘀痰阻型。每服 3g,每日 3 次,姜汁送服。

(5)舒筋活血丸:土鳖虫、桃仁、骨碎补、熟地、栀子、桂枝、乳香、自然铜、儿茶、当归、红花、怀牛膝、续断、白芷、赤芍、三七、苏木、大黄、马钱子、冰片。其可活血化瘀,通络止痛。主治痛风,证属血瘀痰阻型。每次 1 丸,每日 3 次,温水送服。

(6)金匮肾气丸:熟附子、桂枝、熟地、山药、山茱萸、丹皮、茯苓、泽泻。其可温补肾阳。主治痛风,证属肝肾不足型偏阳虚者。每次 1 丸,每日 3 次,淡盐水送服。